Psicodrama interno no tratamento de traumas e mais além

CIP-BRASIL. CATALOGAÇÃO NA PUBLICAÇÃO
SINDICATO NACIONAL DOS EDITORES DE LIVROS, RJ

K56p

Khouri, Georges Salim
　　Psicodrama interno no tratamento de traumas e mais além / Georges Salim Khouri. - 1. ed. - São Paulo : Ágora, 2024.
　　192 p. : il. ; 24 cm.

　　Inclui bibliografia
　　ISBN 9788571833395

　　1. Psicodrama. I. Título.

24-92976
CDD: 616.891523
CDU: 615.851

Gabriela Faray Ferreira Lopes - Bibliotecária - CRB-7/6643

www.editoraagora.com.br

Compre em lugar de fotocopiar.
Cada real que você dá por um livro recompensa seus autores
e os convida a produzir mais sobre o tema;
incentiva seus editores a encomendar, traduzir e publicar
outras obras sobre o assunto;
e paga aos livreiros por estocar e levar até você livros
para a sua informação e o seu entretenimento.
Cada real que você dá pela fotocópia não autorizada de um livro
financia o crime
e ajuda a matar a produção intelectual de seu país.

Georges Salim Khouri

Psicodrama interno no tratamento de traumas e mais além

PSICODRAMA INTERNO NO TRATAMENTO DE TRAUMAS E MAIS ALÉM
Copyright © 2024 by Georges Salim Khouri
Direitos desta edição reservados por Summus Editorial

Editora executiva: **Soraia Bini Cury**
Coordenação editorial: **Janaína Marcoantonio**
Preparação: **Mariana Marcoantonio**
Revisão: **Karina Gercke**
Capa: **Alberto Mateus**
Arte da capa: **Caroline Garcez**
Projeto gráfico: **Crayon Editorial**
Diagramação: **Natalia Aranda**

Editora Ágora
Departamento editorial
Rua Itapicuru, 613 – 7º andar
05006-000 – São Paulo – SP
Fone: (11) 3872-3322
http://www.editoraagora.com.br
e-mail: agora@editoraagora.com.br

Atendimento ao consumidor
Summus Editorial
Fone: (11) 3865-9890

Vendas por atacado
Fone: (11) 3873-8638
e-mail: vendas@summus.com.br

Impresso no Brasil

O HAI Cai
Ou não CAI?

Encontro, luz e sombra,
Autorregulação, cura,
Almas em harmonia.

Em abraços, cura se acha,
Regulação em olhares,
Encontro, paz se enlaça.

SUMÁRIO

Prefácio 9

Mensagem do autor 13

Introdução 15

1. O campo télico de cura, sintonia dual e qualidade de presença 25
2. Realidade suplementar no psicodrama interno 39
3. Trauma e memória traumática 57
4. Direcionadores de manejo do psicodrama interno 75
5. Perspectiva somática no psicodrama interno: mecanismo de ação 95
6. A prosódia no manejo do psicodrama interno 117
7. Acelerando a cura com a atenção plena (*mindfulness*) 121
8. O psicodrama interno dos sonhos 131
9. *Role-playing* interno para o desenvolvimento de competências 151
10. Psicodrama interno na terapia dos sistemas familiares internos 157

Anexo 181

Referências 185

PREFÁCIO

ESTE LIVRO PODE SER muito útil para psicoterapeutas de diversas abordagens contemporâneas. Georges sempre nos surpreende: é um profissional aberto, inquieto e dedicado pesquisador na área clínica. Embora tenha formação em psicodrama, como terapeuta e supervisor, sempre mira novas direções a fim de enriquecer a sua prática.

De início, Georges faz uma distinção entre os principais autores brasileiros que conceituaram o psicodrama interno, Victor Dias e José Fonseca. Então, apresenta-se como um autor que desenvolve essa técnica a seu modo, adaptando-a a novas influências e considerando prioridade as diferentes necessidades terapêuticas.

Em especial, ele se dedica ao trabalho com cenas traumáticas a partir da sua fundamentação no psicodrama e na neurociência. Descreve sua experiência muito didaticamente e desenvolve paralelos entre diferentes conceitos, como o de "campo télico de cura" e o da "qualidade de presença", destacando a importância da sensopercepção corporal durante o trabalho com o psicodrama interno. Assim, este livro vai se tornando um guia para os primeiros passos de um psicoterapeuta iniciante, pois descreve importantes direcionadores para o uso dessa técnica, bem como a exemplifica com metáforas interessantes a serem usadas durante sua aplicação.

Utilizando o conceito de self trágico, de Ruth Padel, o autor amplifica a definição de realidade suplementar. Ao citar as diferenças e semelhanças entre as "verdades do ego" e as "da alma", Khouri destaca a importância de trazermos para a prática psicodramática esse olhar complexo, mais simbólico, que estabelece pontes entre o consciente e o inconsciente, pela via da imaginação criativa e das reações sensoperceptivas corporais. Acrescento que tais conexões, já realçadas por Jung, podem ser acrescidas ao vasto território do psicodrama interno, técnica também bastante adotada pelos psicodramatistas junguianos.

Georges Salim Khouri

O autor escreve de forma esquemática e objetiva como a *Somatic Experience* (SE), de Peter Levine (2023), pode contribuir no trabalho do psicodrama interno do trauma, por meio de relatos de trechos de casos clínicos. Dá destaque à observação atenta das expressões não verbais, respeitando e expandindo suas "janelas de tolerância", para que o cliente não se desregule, visando promover a saúde física, emocional e mental, além de evitar a retraumatização. Muitas vezes, segundo o seu método, não é necessário reviver a experiência numa ação psicodramática, quando o sistema nervoso autônomo vai se regulando, podendo ser seguido do processamento cognitivo com ressignificação posterior. Assim, processa-se a interrupção do circuito associativo que leva aos sintomas. Portanto, o autor destaca que as novas experiências em realidade suplementar contribuem para gerar novas emoções, que modificam a memória original. Assim, afirma que todas as técnicas da SE podem ser usadas no psicodrama interno do trauma, pois contribuem para a integração gradual e segura da energia emocional bloqueada pelo trauma, e para o acesso aos recursos internos de regulação.

Khouri descreve, ainda, como o psicodrama interno pode contribuir no transtorno de estresse pós-traumático (TEPT). Destaca, também, a importância da prosódia na comunicação do psicoterapeuta, que precisa estar atento à entonação vocal, pausas e ritmos das suas falas, citando exemplos bem interessantes do seu uso no psicodrama interno. Reserva um capítulo para tratar das contribuições das técnicas do *mindfulness* no psicodrama interno, assim como no seu uso com sonhos.

Num dos últimos capítulos, relata sua experiência com o uso de *role-playing* interno para o desenvolvimento de competências, já no campo de treinamento imaginário de situações futuras, no desempenho de papéis específicos.

Por fim, descreve a terapia dos sistemas familiares internos, de Richard Schwartz, fazendo um paralelo entre seus conceitos e a terapia do psicodrama interno do trauma, na forma como o autor o desenvolveu, enfocando as partes da personalidade que sofreram trauma, ou estão polarizadas internamente, e diferenciando-as do self do cliente.

Prefácio

Para concluir, recomendamos esta leitura e parabenizamos Georges Khouri pelo seu trabalho cuidadoso e primoroso, que pode contribuir para desenvolver novos olhares e perspectivas, especialmente para o campo do psicodrama bipessoal.

CYBELE M. R. RAMALHO
Psicóloga e psicodramatista didata supervisora

MENSAGEM DO AUTOR

É COM PROFUNDO RESPEITO e gratidão que me dirijo a vocês neste livro. Esta obra é um tributo à jornada de aprendizado e inovação que percorri, guiado não só pelo meu compromisso com a psicologia, o psicodrama e as neurociências, mas também pelo meu lema de integrar novos conhecimentos para aprimorar minha prática.

Em primeiro lugar, gostaria de expressar minha sincera gratidão aos meus clientes. Cada um de vocês, com suas angústias e desafios, foi uma fonte de inspiração para mim. As histórias e experiências que compartilharam me motivaram a criar e recriar métodos de intervenção, com o único objetivo de ajudá-los na autorregulação e na caminhada para a cura e desenvolvimento pessoal.

Aos meus supervisionados, minha gratidão é igualmente profunda. Vocês me estimularam a mergulhar mais fundo nas minhas pesquisas e estudos, sempre buscando uma compreensão mais abrangente e integrada das complexidades humanas. A troca de experiências e conhecimentos entre nós tem sido um pilar fundamental para o crescimento e aprimoramento de nossa prática.

Meus alunos também merecem um agradecimento especial. Seus questionamentos e provocações foram essenciais na condução de minha pesquisa empírica na sala clínica. O dinamismo e a curiosidade de vocês enriqueceram não só a minha compreensão, mas também a eficácia dos métodos que apresento nesta obra.

Este livro tem suas raízes em um artigo técnico publicado na *Revista Brasileira de Psicodrama*, que serviu como ponto de partida para um aprofundamento maior sobre o tema. Além disso, um curso ministrado para psicólogos psicodramatistas e de outras abordagens proporcionou um espaço para experimentações e vivências que esclareceram ainda mais a potência do método que apresento aqui.

Georges Salim Khouri

Neste ano, dediquei grande parte do meu tempo à escrita deste livro, o que significou uma pausa na produção de novas aulas para o meu canal do YouTube[1]. Contudo, as mais de 20 aulas e *lives* gravadas, com aulas gratuitas de psicodrama e psicodrama integrativo, continuam disponíveis para alunos e colegas. Usem e abusem desses recursos; eles foram criados pensando em vocês.

O presente livro propõe uma integração inovadora de conhecimentos teóricos e práticos de diversas áreas para construir uma ponte entre a teoria e a prática do psicodrama interno. Através de uma abordagem terapêutica empírica, eficaz, compassiva e baseada em evidências, o objetivo é iluminar e transformar a jornada de ressignificação de experiências traumáticas.

Visando libertar a "criança ferida" que reside nos corações e almas de nossos clientes, esta obra é um convite à inspiração e ao aprimoramento para os profissionais apaixonados por psicodrama e psicoterapia clínica, promovendo bem-estar e crescimento pessoal. Em momentos de iluminação, alguns poemas autorais de estilo haicai[2] abrem cada capítulo do livro.

Finalmente, espero que este livro seja uma fonte de inspiração e conhecimento para todos que se dedicam ao estudo e à prática da psicologia. Que ele sirva como um guia para aprofundar sua compreensão sobre a complexa natureza humana e, assim, enriquecer sua contribuição para o bem-estar e crescimento de seus clientes.

---

1. O canal é: Psicólogo Georges Khouri, CONVERSANDO COM. Disponível em: https://www.youtube.com/channel/UC8ReCIME9zIKwoRFj2BVWaw.
2. O *haiku* (às vezes escrito como "haicai" em português) é uma forma de poesia japonesa muito antiga. Sua origem remonta ao século 17, embora suas raízes sejam ainda mais antigas, na tradição da poesia japonesa "renga", uma forma colaborativa de poesia em cadeia.

INTRODUÇÃO

O PSICODRAMA INTERNO (PI) é uma técnica de intervenção psicodramática que consiste na representação mental de cenas internas, ou seja, de cenas que se passam no mundo subjetivo do cliente, numa realidade suplementar. Essa técnica foi desenvolvida por seguidores de Jacob Levy Moreno, o criador do psicodrama, e é considerada um método contemporâneo de intervenção nessa abordagem. O psicodrama interno pode ser utilizado em qualquer intervenção psicoterapêutica que utilize a experiência vivencial do cliente para a sua própria cura. Isso ocorre porque a técnica permite que ele entre em contato com suas emoções, pensamentos e sentimentos de forma direta e espontânea. Através do psicodrama interno, pode-se acessar e processar experiências traumáticas, resolver conflitos internos, desenvolver novos papéis e habilidades e ampliar sua consciência de si mesmo.

O psicodrama interno pode ser utilizado em diferentes abordagens de psicoterapia, tais como psicodrama, Gestalt-terapia, terapia cognitivo--comportamental, terapia dos esquemas, terapia das emoções e psicoterapia humanista. Em cada uma delas, pode ser utilizado de forma adaptada aos pressupostos teóricos e às técnicas específicas. Por exemplo, no psicodrama, o psicodrama interno pode ser utilizado como uma técnica de aquecimento, para facilitar o acesso do cliente às suas emoções e memórias. Também pode ser utilizado como uma técnica de dramatização, para representar cenas internas de forma concreta.

Seja qual for a abordagem, o psicodrama interno oferece diversos benefícios, tais como:

- aumento da consciência de si mesmo;
- resolução de conflitos internos;
- desenvolvimento de novos papéis e habilidades;

Georges Salim Khouri

- superação de traumas;
- melhoria da saúde mental.

O psicodrama interno facilita o acesso e o reprocessamento de cenas ou efeitos traumáticos registrados nas regiões subcorticais do cérebro e que afloram como sintomas ou comportamentos disfuncionais. O trauma não está no evento causador em si, mas na maneira como o sistema nervoso processa o que aconteceu, pois muitos incidentes comuns e extraordinários podem ser traumáticos para uns e não para outros. Além disso, permite ao cliente acessar e processar suas experiências de forma segura e eficaz. A premissa é a de que as experiências significativas, intensas, e sobretudo as traumáticas, são armazenadas em nosso inconsciente ou memória implícita, na forma de imagens, sensações e emoções, podendo nos causar sofrimento emocional e comportamental, mesmo que não estejamos conscientes delas.

A técnica tem sido utilizada com sucesso no tratamento de uma variedade de transtornos relacionados ao trauma, incluindo o transtorno de estresse pós-traumático (TEPT), o transtorno de estresse agudo (TEA) e o transtorno de personalidade dissociativa, bem como no de uma ampla gama de transtornos psicológicos, incluindo os de ansiedade, de humor, alimentares e de personalidade.

O psicodrama interno também pode ser usado para ajudar os clientes a desenvolverem autoconhecimento, ampliando a capacidade metarreflexiva, melhorar a comunicação, desenvolver habilidades de enfrentamento, explorar questões complexas e criar experiências transformadoras.

Na forma como eu trabalho, o psicodrama é similar, em alguns aspectos do manejo, ao que propõem os psiquiatras e psicólogos psicodramatistas Victor Dias (1986), Rosa Cukier (1992) e o próprio José Fonseca (2000), mas o fundamento que uso é diferente do deles. Eles o utilizam de forma muito particular, seguramente conforme a experiência clínica e o conceitual operativo de cada um. Eu o utilizo integrando recursos das seguintes abordagens:

- **Terapia *Somatic Experience* (SE)**: com base na etologia, foi criada por Peter Levine na década de 1970. O terapeuta ajuda o cliente a utilizar a linguagem das sensações e a sensopercepção corporal para curar o trauma por meio do rastreamento das sensações corporais aprisionadas e das emoções presentes. Acontece uma regulação do sistema nervoso e o paciente pode vir a dissolver o trauma sem ter que revisitar a cena original (autorregulação).

- *Mindfulness*: faz parte do processo de intervenção para ter e manter consciência e atenção plena nas sensopercepções corporais ativadas na revivência de uma situação tensa ou traumática (veja aprofundamento no capítulo 8).

- **Terapia *brainspotting***: criada em 2003 por David Grand (2016), com base em sua experiência contínua no tratamento de trauma de mais de uma centena de sobreviventes do ataque de 11 de setembro de 2001, no World Trade Center. O lema é "onde você olha afeta como você se sente", ou seja, identificamos, por meio do campo de visão em que estamos segurando, os eventos traumáticos em nossa mente. Manter o olhar focado nesse ponto possibilita o reprocessamento profundo que conduz à liberação do trauma.

- **Terapia EMDR** (*Eye Movement Desensitization and Reprocessing*), que em português significa "dessensibilização e reprocessamento através do movimento dos olhos": abordagem psicoterapêutica que utiliza estímulos bilaterais, como movimentos oculares, sons ou toques, para ajudar as pessoas a processarem memórias traumáticas e reduzirem os sintomas associados ao trauma, como ansiedade, depressão, *flashbacks* e pesadelos. Fonseca presta atenção às sensações do corpo, mas o fundamento que o embasa é outro.

É interessante observar que esses autores utilizam recursos de manejo muito similares aos de abordagens hoje bem integradas e consagradas na psicoterapia contemporânea, a exemplo do *mindfulness*. Observe a seguir a semelhança com o método em que o eixo é a atenção plena.

Fonseca (2000, p. 61 e 65) diz que o psicodrama interno pode ser visto como um exercício de atenção sobre si mesmo, assim como as práticas meditativas. A atenção, muitas vezes empregada neste texto, não indica a atenção mecânica, atraída automaticamente por estímulos externos, mas sim a atenção dirigida pela deliberação da vontade. Esta é a atenção utilizada pelo indivíduo que realiza o psicodrama interno, coadjuvado pelo seu acompanhante terapeuta. Ele afirma também que o psicodrama interno não propõe somente resoluções de eventuais conflitos, mas algo talvez mais importante: tenta desobstruir e calibrar canais de expressão, essenciais para a comunicação do inconsciente com o consciente.

Fonseca (2000) utiliza o psicodrama interno de uma maneira mais ortodoxa, partindo somente das sensações corporais presentes no momento. Segundo ele, essa abordagem é uma verdadeira viagem ao desconhecido, navegando a bordo das sensações corporais e visualizações surgidas. Outras vezes, ele emprega as visualizações no trabalho com sonhos ou em situações ocorridas. Ao visualizar uma cena, trabalhamos com os impactos emocionais do momento, presentificando o passado. Também lança mão de *flashes* de visualizações nas passagens de cena do psicodrama clássico. Nestas ocasiões, ele prefere usar a denominação "técnica do videoteipe", que se constitui, então, em visualizações imediatas de cenas significativas da vida onírica ou real do paciente. Ele observa que a visualização (de olhos fechados) contribui para evitar a memória evocativa já intelectualizada (memória semântica). Nessas oportunidades, ele pede que o paciente fixe a atenção nas sensações corporais e simplesmente olhe para dentro de si. A técnica do videoteipe é, portanto, derivada do psicodrama interno.

Victor Dias, no livro *Sonhos e psicodrama interno* (1996), aborda o conceito de psicodrama interno como uma técnica psicoterapêutica que utiliza a intervenção por imagens internas. Essa abordagem evita a mobilização dos aspectos racionais do cliente, focando em seus desejos e sensações, o que permite trabalhar com material psíquico excluído. Dias diferencia o psicodrama interno das dramatizações internalizadas. Enquanto o psicodrama interno evita a racionalização e lida diretamente com o material excluído, as dramatizações internalizadas envolvem e mobilizam os aspectos racionais do cliente, sendo eficazes para abordar o material contraditório registrado no psiquismo organizado e diferenciado.

Introdução

Salvo engano, essa diferenciação faz sentido considerando como referência o modelo elaborado por Dias, que é a análise psicodramática, teoria da programação cenestésica.

Do ponto de vista da neurociência, essa abordagem ressoa com a compreensão de como as emoções e memórias são processadas e armazenadas no cérebro, especialmente em áreas como o sistema límbico. A ênfase na experiência sensorial e emocional alinha-se com a ideia de que as memórias emocionais podem ser mais acessíveis e moduláveis por meio de estados não racionais ou meditativos.

Na psiquiatria, a técnica pode ser vista como uma forma de acessar conteúdos psíquicos reprimidos ou dissociados, alinhando-se com conceitos como o inconsciente e mecanismos de defesa. O psicodrama interno e as dramatizações internalizadas oferecem maneiras de integrar esses conteúdos excluídos de volta à consciência, promovendo saúde mental.

Com base nos fundamentos que utilizo e na forma como manejo, não diferencio entre psicodrama interno e dramatizações internalizadas, pois, em ambas, as técnicas adaptadas do psicodrama podem ser utilizadas. Em ambos os casos, as técnicas psicodramáticas podem ser aplicadas eficazmente, tornando, na minha visão, a distinção conceitual desnecessária.

Comparativamente, Fonseca, sobre o psicodrama interno, apresenta uma visão mais focada na individualização e adaptação das técnicas psicodramáticas ao contexto e necessidades específicas do cliente. Ele reconhece a importância do psicodrama interno como um meio de acessar e trabalhar com material psíquico excluído, mas também valoriza a flexibilidade e a customização das abordagens terapêuticas.

Já a obra de Victor Dias, em resumo, oferece uma perspectiva valiosa sobre a aplicação do psicodrama interno e das dramatizações internalizadas, proporcionando uma compreensão mais profunda do funcionamento psíquico e abrindo caminho para abordagens terapêuticas inovadoras e eficazes na psicologia, neurociência e psiquiatria.

Dias também desenvolveu uma técnica chamada sensibilização corporal, baseada no seu conceito de psicoterapia nas zonas de exclusão. Esse conceito reconhece que há aspectos da experiência de um indivíduo que não são incorporados em sua identidade. Como esse material é excluído do seu conceito de identidade, é difícil acessá-lo diretamente por meio de discussões convencionais ou autoanálise. A sensibilização corporal propõe uma abordagem alternativa, utilizando o corpo como um meio para acessar experiências psicológicas. Dias (1996) cita as ideias de Reich e Lowen, que revelam que as experiências psicológicas estão refletidas no corpo, incluindo a musculatura, vísceras, postura e expressões. Ao interagir com o corpo por meio de toques, relaxamento, exercícios expressivos ou auto--observação, são possíveis duas reações: reações ligadas ao conceito de identidade vigente, que são integradas e desenvolvidas na vida cotidiana do indivíduo; e reações ligadas ao material excluído, que se manifestam como resistência ou estresse corporal. A técnica envolve focar nas sensações corporais, identificar áreas de estresse e relaxamento, e confrontar essas sensações contrastantes. Essa abordagem pode levar a uma conscientização e integração do material excluído, trazendo-o para o domínio psicológico por meio de sonhos ou outras formas de expressão.

Segundo Rosa Cukier (1992), o psicodrama interno é uma técnica psicoterapêutica, que envolve a simulação mental de ações dramáticas, sem a execução física. Em geral, essa técnica inclui uma fase inicial de relaxamento, seguida por uma fase de introspecção baseada em indicadores físicos, emocionais ou imaginários, e culminando na interação mental dos personagens internos do paciente. A autora reconhece a contribuição de vários autores brasileiros, incluindo José Fonseca Filho e Victor Dias, citados anteriormente, na criação e no desenvolvimento do psicodrama interno. Ela observa a influência de várias abordagens terapêuticas, incluindo a psicanálise, a bioenergética e a Gestalt-terapia. Para Rosa, o psicodrama interno é indicado para pacientes com queixas vagas ou conflitos internos pouco definidos. Não possui contraindicações específicas, mas requer um forte vínculo de confiança entre paciente e terapeuta.

As descrições de Cukier, Dias e Fonseca demonstram a adaptabilidade do psicodrama interno a diferentes necessidades terapêuticas e pacientes. Do ponto de vista neuropsicológico, ele facilita a ativação e o processamento de redes neurais associadas a emoções, memórias e imaginação,

Introdução

contribuindo para a reestruturação cognitiva e emocional. O quadro a seguir compara as técnicas de sensibilização corporal de Victor Dias e a abordagem de José Fonseca, revelando a profundidade e diversidade das técnicas psicodramáticas e seu alinhamento com conceitos em psicologia, psiquiatria e neurociências:

Quadro 1 — As técnicas de Victor Dias e José Fonseca

Critério	Sensibilização corporal (Victor Dias)	Abordagem psicodramática (José Fonseca)
Fundamento teórico e prática	Centra-se na ideia de que experiências psicológicas, sobretudo as excluídas do conceito de identidade, são registradas no corpo. Na prática, o indivíduo foca em sensações corporais e discerne áreas de estresse e relaxamento.	Está baseada em uma abordagem mais ortodoxa do psicodrama interno, enfatizando as sensações corporais e visualizações do momento presente.
Processo terapêutico	Inicia com a identificação de zonas de estresse e relaxamento, seguida por uma escolha entre trabalhar com a divisão interna e permitir que o material excluído emerja psicologicamente.	Utiliza a "técnica do videoteipe", focando em visualizações imediatas de cenas significativas da vida do paciente, evitando memórias intelectualizadas.
Objetivos e resultados	Visa à integração de sensações corporais excluídas, promovendo um entendimento mais profundo das experiências internas do indivíduo.	Foca em presentificar o passado, utilizando sensações corporais e visualizações para acessar e trabalhar com emoções e memórias.
Enfoque corporal	Enfatiza sensações corporais como meio de acessar experiências psicológicas.	Também enfatiza as sensações corporais, mas como uma ferramenta para navegar por emoções e memórias.
Processo de conscientização	Procura distinguir sensações ligadas ao material excluído do conceito de identidade.	Concentra-se em visualizações e presentificação de experiências passadas.
Objetivos terapêuticos	Busca integrar aspectos dissociados ou não reconhecidos da experiência psicológica, sobretudo o material psicológico excluído.	Visa resolver e entender emoções e memórias, utilizando visualizações para esse fim.

Como foi dito anteriormente, o psicodrama interno é uma técnica de intervenção psicoterapêutica que visa auxiliar o cliente a acessar e repro-cessar cenas traumáticas ou de efeito traumático que foram registradas nas regiões subcorticais e que hoje afloram como sintomas ou comportamen-tos disfuncionais. As analogias entre o psicodrama interno, na forma como trabalho, e as contribuições de Rosa Cukier, Victor Dias e José Fonseca podem ser observadas no quadro a seguir:

Quadro 2 — Modelo de Khouri e outras abordagens

Aspecto	Modelo de manejo de Rosa Cukier, Victor Dias e José Fonseca	Modelo de manejo de Khouri
Objetivo	Proporcionar espaço seguro para acessar e ressignificar experiências traumáticas.	Mesmo objetivo: proporcionar espaço seguro para acessar e ressignificar experiências traumáticas.
Base teórica	Psicodrama, psicologia do trauma e neurociências.	Concordância na base teórica, também sendo fundamentado em psicodrama, psicologia do trauma e neurociências.
Metodologia	Concordância na eficácia dos recursos psicodramáticos para acessar memórias traumáticas.	Uso de dramatização, representação de papéis, metáfora e simbolismo.
Enquadramento	Enquadramento mais flexível, adaptável às necessidades do cliente.	Estrutura mais rígida para prevenir retraumatização.
Direção	Direção mais colaborativa, permitindo que o cliente tenha maior protagonismo no processo terapêutico.	Direção ativa e diretiva para auxiliar na ressignificação de memórias traumáticas.

Apesar das diferenças, apresentam semelhanças importantes, que contribuem para o desenvolvimento do psicodrama interno como uma técnica eficaz para o tratamento de trauma. Os autores concordam que o psicodrama interno é um processo que possibilita ao cliente acessar e ressignificar suas experiências traumáticas, o que é essencial para sua recuperação. Outro aspecto é a utilização de recursos psicodramáticos: os autores concordam que a dramatização, a representação de papéis, a metáfora e o simbolismo são recursos eficazes para acessar e trabalhar as memórias traumáticas.

Neste livro de 10 capítulos, abordo os fundamentos e o manejo do psicodrama interno para tratamento de traumas e outras questões. Em termos conceituais, destaco aqui a importância do conceito de campo télico de cura, da qualidade de presença terapêutica e da realidade suplementar, que enriquece a experiência do cliente e promove transformações pessoais importantes. Faço uma síntese do conceito de trauma e memória

Introdução

traumática, destacando a perspectiva somática no psicodrama interno. Abordo como utilizar a prosódia para criar um clima específico no espaço psicodramático, facilitando o reprocessamento do trauma e a aceleração da cura através da atenção plena (*mindfulness*). Relato o manejo de sonhos utilizando o psicodrama interno, empregando técnicas como a representação de papéis e a metáfora, além do *role-play* interno, que permite praticar habilidades ou competências em um ambiente seguro. Por fim, desenvolvo o psicodrama interno na terapia dos sistemas familiares internos, um modelo robusto que ajuda a integrar o modelo de Richard Schwartz (IFS) com o psicodrama, permitindo aos clientes explorar e interagir com suas diversas subpersonalidades ou papéis internos. Apresento inúmeros exemplos de manejo, todos baseados em sessões reais realizadas na minha prática em sala clínica.

1. O CAMPO TÉLICO DE CURA, SINTONIA DUAL E QUALIDADE DE PRESENÇA

Presença plena,
Potencia resposta,
Cura em cena.

Encontro olhares,
Sintonia dual flui,
Presença que cura.

A FORÇA DA PRESENÇA E A POTENCIALIZAÇÃO DA RESPOSTA CLÍNICA

A TELE É UM dos conceitos fundamentais do constructo moreniano e, consequentemente, de todas as relações interpessoais sadias, pois é a percepção interna e mútua dos indivíduos e o cimento que mantém os grupos unidos, sendo essencial para a eficácia do processo terapêutico. Refere-se ao fenômeno invisível que une o tecido social e está presente entre os indivíduos em um grupo. É uma força vital e dinâmica que emerge da interação entre os membros do grupo, caracterizando-se como uma troca contínua e não verbal de pensamentos, sentimentos e emoções.

A tele influencia o comportamento individual e coletivo, exercendo um impacto significativo nas ações, decisões e experiências de cada membro do grupo. Ela cria uma atmosfera coletiva que molda a forma como as pessoas se relacionam umas com as outras. Essa atmosfera pode se manifestar nas relações de diferentes maneiras, tais como afetos positivos, negativos ou indiferença, que são resultados da construção do sentimento e da história de desenvolvimento pessoal de cada indivíduo no grupo. Segundo Zerka Moreno, a tele é um fenômeno natural e inevitável em qualquer grupo. A autora enfatizou a importância de estar consciente da tele e do seu impacto nas dinâmicas grupais, a fim de promover o

Georges Salim Khouri

crescimento e a cura emocional dos participantes. Está relacionada com a espontaneidade, pois pode facilitar a expressão espontânea dos indivíduos e promover a criatividade, *desde que haja um ambiente de confiança e segurança no grupo.*

No contexto terapêutico, a compreensão e intervenção na tele são fundamentais. A tele é essencial para orientar as intervenções terapêuticas, uma vez que a cura emocional e o crescimento pessoal ocorrem quando há uma mutualidade afetiva favorável. A existência de um campo télico de cura, caracterizado por uma relação baseada em mutualidade afetiva positiva e psicosfera de segurança, é essencial para facilitar os processos de cura, crescimento e coesão grupal. Essa psicosfera de segurança, superando sinais de perigo, leva as pessoas a terem uma experiência mais estabilizada do seu sistema autônomo, em que a resposta vagoventral[3] é pregnante nas relações sociais.

A tele existe entre indivíduos, bem como entre indivíduo e objeto. O psicodrama bipessoal não deve acontecer sem que o campo télico de cura (CTC) esteja estabelecido, dado que está relacionado à regulação de afetos, fundamental para as relações humanas e terapêuticas, confirmada cada vez mais por vários pesquisadores no campo da psicologia e da neurociência. Moreno (1993) já nos ensinava sobre a importância do *fator tele* no processo terapêutico de grupo ao falar de tele e contratransferência.

> Um mínimo de estrutura tele e resultante coesão da interação entre terapêuticas e os pacientes é um pré-requisito indispensável para que tenha êxito o psicodrama terapêutico em curso. Se os egos auxiliares estão perturbados em virtude de (1) problemas próprios não resolvidos, (2) protesto contra o diretor psicodramático, (3) mau desempenho dos papéis que lhes foram atribuídos, (4) ausência de fé e atitude negativa em relação ao método usado, ou (5) conflitos interpessoais entre eles, geram uma atmosfera que se reflete na situação terapêutica. Portanto, é óbvio que se os fenômenos de transferência e contratransferência dominam o relacionamento entre os terapeutas auxiliares e com os pacientes,

---

3. Veja a teoria polivagal nos capítulos seguintes.

O campo télico de cura, sintonia dual e qualidade de presença

o progresso terapêutico será grandemente prejudicado. O fator decisivo para o progresso terapêutico é a tele.

Moreno (*apud* Fonseca, 2008, p. 39) nos ensina que "não é a família que desejamos preservar necessariamente. [...] Queremos preservar o contato imediato entre tu e eu, o *encontro*. O encontro só se acontece com tele". Para Moreno (1993), a tele é decisiva no progresso da terapia e a experiência clínica revela que *o campo télico facilitador da "cura" se desenvolve processualmente*, podendo ser estabelecido rápido ou não, a depender da sintonia dual e da ressonância límbica na relação terapeuta-cliente.

Quando o CTC é estabelecido, chega-se ao *encontro*, mais que uma vaga relação interpessoal, ou seja, duas ou mais pessoas se encontram para viver e experimentar-se mutuamente (Moreno, 1993). Com objetividade, o terapeuta deve se colocar totalmente disponível e aberto para acolher e conter de forma genuína, sem julgamento, todo o conteúdo derramado pelo cliente em suas várias formas de expressão (verbal, corporal etc.), coconstruindo um espaço de sustentação e contenção para os pacientes, sobretudo aqueles gravemente traumatizados ou que não podem revelar sua dor, muitas vezes qualificada por eles próprios como insuportável e incapacitante. Não se trata do *rapport*, conceito da psicologia traduzido como técnica para criar uma ligação de sintonia e empatia com o cliente; muito mais que isso, é estar inteiro e presente na relação (Salvador, 2018).

Implica deixar de lado as necessidades, vulnerabilidades e feridas próprias do *terapeuta* e poder tocar a dor e as partes repudiadas do outro. Se estamos muito cheios de nós mesmos — imersos em nossos próprios assuntos e em nosso próprio eu —, não há espaço para o outro; logo, não há cura (Hycner e Jacobs *apud* Salvador, 2018, p. 208). Somente com o estabelecimento do CTC, em que a qualidade de presença na relação terapêutica é experimentada pelo cliente, temos 30% de influência nos resultados positivos da psicoterapia, conforme confirmam pesquisadores como Lambert e Barley (2002) e Lambert e Simon (2008).

Daniel Hill (2015) revela que, em termos neurobiológicos, ao engajar o hemisfério direito (HD) do cérebro de nossos pacientes com o nosso, imediatamente estabelecemos uma conexão psicobiológica direta. Nossa preocupação explícita e implícita com os estados afetados dos pacientes ressoa como a relação inicial de apego e ativa seus modelos internos de trabalho. Podemos dizer que nossas transações emocionais com os pacientes envolvem os mesmos processos que moldaram originalmente as estruturas neurobiológicas que subscrevem o sistema de regulação de afetos primário. O HD reúne as Gestalt cognitivas que nos chegam como intuições, metáforas e conhecimentos implícitos cruciais para avaliar e responder à vida clínica vivida do paciente; o HD processa a informação emocional, reconhece outros como sujeitos e fornece um instantâneo emocional de como estão os pacientes em determinado momento.

Thomas Lewis descreve a conexão dos sistemas límbicos entre mãe e filho, ou entre terapeuta e paciente, ou entre quaisquer dois indivíduos que estejam vivenciando empatia mútua, um fenômeno chamado "ressonância límbica" (*apud* Fleury, Khouri e Hug, 2008, p. 39). Conforme descrito por Siegel (*apud* Salvador, 2018, p. 206), sintonia é a maneira como focamos nossa atenção no outro e sentimos sua essência em nosso próprio mundo interior, bem como o outro percebe nossa sintonia com ele e se sente "sentido" por nós. Esses sinais são enviados e recebidos por meio do hemisfério direito, do contato visual, da expressão facial, do tom de voz, da postura e da intensidade da resposta. É tomar a essência da outra pessoa nesse momento.

Daniel Hill (2015) ressalta que testemunhamos sistematicamente como a criança aprende a andar sozinha com os olhos fixos no rosto da mãe, e não nas dificuldades em seu caminho. Assim, ela vai se apoiando com os braços que ainda não a sustentam e se esforçam constantemente para alcançar o abraço da mãe. Ao mesmo tempo que enfatiza a necessidade da mãe, a criança está provando que pode passar sem ela, porque está andando sozinha. Nenhuma palavra é trocada, porque só interfeririam. Por meio da contenção e do ambiente de apoio, a mãe consegue ajudar a criança, tanto na prática quanto em sua mente, de modo a demonstrar seu reconhecimento dos estados fisiológicos, afetivos, bem como sua capacidade de lidar com eles de modo eficaz.

O campo télico de cura, sintonia dual e qualidade de presença

Agora imagine um paciente que processa, pela primeira vez, memórias intoleráveis, partes vergonhosas do eu ou ideias proibidas sobre os outros. Os alvos das ações terapêuticas implícitas são as estruturas de regulação afetiva limbo-autonômicas localizadas no HD do cérebro. O terapeuta vai regulando os primeiros passos não instáveis, mantendo o paciente regulado e capaz de processar material novo. Dessa forma, ajuda-o, de maneira não verbal, a manter a autorregulação sem se intrometer. O CTC estabelece-se com o efetivo engajamento do HD do cérebro dos pacientes com o do terapeuta, ajudando-o a se manter autorregulado e suficientemente fortalecido para enfrentar e reprocessar suas mazelas e questões mais profundas. Schore (*apud* Hill, 2015, p. 102) afirma que, com a ajuda do cuidador primário, a criança aprende a tolerar e a conviver com seus estados de desregulação. Fazendo uma analogia, é possível afirmar que, com a ajuda do *terapeuta*, o paciente aprende a tolerar e a conviver com seus estados de desregulação até alcançar a resiliência plena, a cura. Estamos falando aqui de criação de contexto terapêutico seguro para o cliente/paciente, um simulacro de apego, que, na maioria das vezes, não foi experimentado diante de seus cuidadores no passado e, no aqui e agora, é estabelecido diante de seu *terapeuta*-cuidador. Assim, Dalbem e Dell'Aglio (2005, p. 14) revelam que

> J. Bowlby (1989) considerou o apego como um mecanismo básico dos seres humanos. Ou seja, é um comportamento biologicamente programado, como o mecanismo de alimentação e da sexualidade, sendo considerado como um sistema de controle homeostático, que funciona dentro de um contexto de outros sistemas de controle comportamentais. O papel do apego na vida dos seres humanos envolve o conhecimento de que uma figura de apego está disponível e oferece respostas, proporcionando um sentimento de segurança que é fortificador da relação (Cassidy, 1999). De acordo com J. Bowlby (1973/1984), o relacionamento da criança com os pais é instaurado por um conjunto de sinais inatos do bebê, que demandam proximidade. Com o passar do tempo, um verdadeiro vínculo afetivo se desenvolve, garantido pelas capacidades cognitivas

e emocionais da criança, assim como pela consistência dos procedimentos de cuidado, pela sensibilidade e responsividade dos cuidadores. Por isso, um dos pressupostos básicos da Teoria do Apego é de que as primeiras relações de apego, estabelecidas na infância, afetam o estilo de apego do indivíduo ao longo de sua vida (Bowlby, 1989).

J. Bowlby descreveu o processo de construção dos modelos internos de funcionamento como modelo de apego. Tais modelos estão relacionados com os sentimentos de disponibilidade das figuras de apego, com a probabilidade de recebimento de suporte emocional em momentos de estresse e, de maneira geral, com a forma de interação com essas figuras. A imagem interna, instaurada com os cuidadores primários, é considerada a base para todos os relacionamentos íntimos futuros. Nesse contexto, sentir-se compreendido é indicação genuína de que o campo de cura está sendo construído.

> Sentir-se compreendido é algo que acontece no processo de como o terapeuta e o cliente coconstroem a relação no momento, como o terapeuta formula suas indagações sobre a experiência fenomenológica que o cliente manifesta e essencialmente no como é e como o terapeuta está presente. Como bem afirma Siegel, o terapeuta deve estar atento a toda a narrativa do cliente para além das palavras, especialmente a toda a linguagem emanada pelo hemisfério direito (entonação, gestos, expressão facial, reações fisiológicas, posturas e tônus emocional, que chamarei "marcadores emocionais"), todas elas sinais de aspectos da história mais íntima e profunda, mais corporal, subcorticais e inconscientes. (Salvador, 2018, p. 3)

Estabelecer um campo télico de cura é fundamentalmente criar um campo seguro para facilitar a capacidade de autorregulação do cliente-paciente e, com isso, promover as suas várias catarses integrativas e a referência das queixas que traz emperramento no seu fluxo de vida. Catarse de integração é um conceito cunhado por Moreno para definir a autorrevelação e ressignificação do cliente-paciente quando tem oportunidade de se encontrar, se reorganizar e integrar os elementos que podem ter ficado separados e sem significação ao longo da vida, trazendo angústias, sofrimento e sintomas psicossomáticos no seu aqui e agora. Moreno (1993, p. 104) revela que "seu próprio eu tem a oportunidade de se reencontrar e se reordenar; de reestruturar os elementos dispersos por forças malignas, com eles formar um conjunto e, com isso, ganhar um sentimento de força e alívio, uma catarse de integração, de purificação pela complementação".

A EMPATIA NA RELAÇÃO TERAPÊUTICA

A construção de uma presença efetiva na terapia, essencial para catalisar a resposta clínica do paciente, demanda uma integração consciente de elementos verbais e não verbais, alinhados com a prática psicodramática e os *insights* da neurociência. A primeira ação reside na atenção corporal, em que a postura, o contato visual e a expressão facial do terapeuta devem refletir disponibilidade e interesse, estabelecendo uma comunicação não verbal congruente (Miranda e Miranda, 1991). Esse alinhamento se manifesta na precisão de observações, as chamadas afirmações de contato, que Salvador (2018) realça como fundamentais para aprofundar a conexão experiencial do paciente com o momento presente.

A empatia é o portal para uma sintonia mais profunda, segurança e diferenciação das transferências passadas do paciente, permitindo a emergência do potencial autocurativo do indivíduo. A resposta terapêutica deve ser multifacetada, englobando sentimentos, comportamentos, sensopercepções e conteúdos, refletidos através das palavras do paciente para organizar e validar sua experiência (Miranda e Miranda, 1991).

A formulação de perguntas incisivas e a criação de espaços de silêncio estruturado ampliam o horizonte reflexivo do paciente, apoiando o seu mergulho introspectivo. O terapeuta deve adotar uma postura cuidadosa para evitar o papel de instrutor, favorecendo a autodescoberta e a reorganização do cliente (Herranz, 2000), enquanto equilibra a necessidade de psicoeducação em momentos apropriados.

As intervenções psicodramáticas, particularmente nas fases de dramatização, requerem uma atenção minuciosa às sensopercepções corporais, sobretudo em contextos de trauma, para facilitar a liberação parassimpática. O terapeuta, seguindo a metáfora de David Grand (2016), deve atuar como a cauda do cometa, ressoando com o fenômeno emergente, mantendo a incerteza como princípio e honrando o processo de cura do paciente.

A prática psicodramática exige um entendimento do "princípio de partição", que reconhece que uma série de sessões pode ser dedicada ao aquecimento, antecipando momentos de catarse de integração. Essa abordagem considera a dinâmica variável do processo terapêutico, ajustando-se às necessidades emergentes do paciente em cada fase (aquecimento, dramatização, compartilhamento).

Siegel (*apud* Salvador, 2018) enfatiza que a eficácia da relação terapêutica está na capacidade de fomentar o desenvolvimento neural, sobretudo nas áreas pré-frontais, por meio de interações ressonantes. Salvador (2018) também salienta a importância de uma atmosfera compassiva como um pré-requisito para qualquer intervenção eficaz, reforçando a concepção do que eu denomino "campo télico de cura".

Em suma, a prática clínica enriquecida pela presença, empatia, sintonia e ressonância, integrada com os fundamentos do psicodrama, oferece um terreno fértil para a transformação e a cura do paciente, ancorada na autenticidade e na capacidade de navegar pelos mares complexos da experiência humana.

Seguem recortes de alguns direcionadores para desenvolver qualidade de presença e potencializar a resposta clínica do paciente:

1. Introdução à presença terapêutica

A jornada de cura do trauma começa com a presença plena do terapeuta, um pilar que sustenta o espaço terapêutico. O corpo do terapeuta, como primeira manifestação de sua presença, deve emanar abertura, interesse e receptividade, estabelecendo um campo de segurança e confiança desde o primeiro contato. Miranda e Miranda (1991) salientam a importância da congruência entre as expressões corporais e verbais para comunicar empatia e disponibilidade.

A presença autêntica do terapeuta é fundamental para a criação de um ambiente terapêutico seguro e eficaz. Isso significa que o terapeuta deve ser:

- **Congruente**: suas expressões verbais e corporais devem estar alinhadas.
- **Receptivo**: demonstrar interesse genuíno pelo cliente e suas experiências.
- **Atento**: observar e escutar o cliente com atenção, tanto verbal quanto não verbalmente.
- **Empático**: compreender e compartilhar os sentimentos do cliente.
- **Respeitoso**: tratar o cliente com dignidade e valor.
- **Aberto e receptivo**, com contato visual e expressões empáticas.
- **Observador e reflexivo** em relação às manifestações fisiológicas do cliente.
- **Atento à linguagem do cliente** para refletir sentimentos e conteúdos.
- **Preciso** nas perguntas e pausas estratégicas.
- **Evitador de postura diretiva** excessiva, focando na autorreorganização do cliente.
- **Ressonante** com o ritmo do cliente e respeitoso com seu processo de cura.

2. Reconhecimento da experiência fisiológica: manejo de temas traumáticos

A conexão profunda com o paciente se estabelece ao reconhecer e verbalizar as manifestações fisiológicas do trauma. Salvador (2018) descreve isso como afirmações de contato, que permitem ao terapeuta e ao paciente explorar juntos o impacto somático das experiências traumáticas. Essas observações detalhadas fortalecem a sintonia e promovem a conscientização do paciente sobre suas respostas físicas a estímulos emocionais.

3. Empatia e segurança: fundamentos para a cura

A empatia vai além da compreensão emocional, criando um ambiente seguro onde o paciente pode distinguir entre as reações presentes e as memórias dolorosas do passado. Salvador (2018) enfatiza que a capacidade do paciente de relaxar suas defesas é crucial para acessar a autocura.

4. Comunicação reflexiva e precisa

Responder aos sentimentos e comportamentos do paciente, refletindo suas próprias palavras, organiza o conteúdo emocional e cognitivo da terapia. Essa abordagem, apoiada por Miranda e Miranda (1991), valida a experiência do paciente e facilita a introspecção.

5. Indagações e silêncio como ferramentas terapêuticas

Perguntas precisas e o uso estratégico do silêncio ajudam o paciente a aprofundar a reflexão e promovem o processamento emocional. O silêncio, em particular, é uma poderosa linguagem não verbal que reforça a presença e o apoio do terapeuta.

6. Respeito à autonomia do paciente

Encorajar a expressão das necessidades e sentimentos do paciente reafirma sua capacidade de autodireção e fortalece sua confiança. Isso cria uma dinâmica terapêutica em que o paciente se sente valorizado e capaz de navegar em seus próprios termos pela jornada de cura.

7. Estratégias de intervenção em psicodrama

Na abordagem psicodramática, sobretudo ao trabalhar com traumas, é vital ativar a sensopercepção corporal e seguir as pistas do paciente para a dramatização. O processo precisa ser cuidadosamente gerenciado para evitar retraumatização e promover uma catarse de integração.

8. O terapeuta como companheiro reflexivo

O papel do terapeuta é semelhante ao de um companheiro na jornada do cometa do paciente, ressoando com as mudanças e descobertas ao longo do caminho (Grand, 2016). Essa abordagem reforça o princípio de que o paciente é o revelador do seu próprio tema protagônico, com o terapeuta facilitando esse processo de descoberta.

9. O princípio da partição no processo psicodramático

O processo psicodramático deve ser flexível, permitindo que diferentes fases (aquecimento, dramatização, compartilhamento) se desdobrem conforme necessário para apoiar o processamento do trauma. Essa abordagem respeita o ritmo e as necessidades do paciente, promovendo a cura de maneira estruturada e sensível.

10. Criando um campo télico de cura

A eficácia da relação terapêutica, segundo Siegel (*apud* Salvador, 2018), reside na criação de um campo télico de cura, em que terapeuta e paciente estão em uma sintonia que promove o crescimento e a cura. Salvador (2018) ressalta a importância de um olhar compassivo e de um espaço terapêutico seguro como pré-requisitos para qualquer intervenção, sobretudo em contextos de trauma.

Outros direcionadores essenciais

- **Autonomia do cliente:**
  - Incentivar a verbalização de necessidades e sentimentos.
  - Reforçar a importância de escolhas e decisões autônomas.
  - Criar um espaço seguro para expressão livre.
  - Validar opiniões e sentimentos do cliente.
- ***Feedback* reflexivo:**
  - Escutar atentamente e refletir as palavras do cliente.
  - Mostrar compreensão e validação das experiências do cliente.
  - Facilitar a autoconsciência e o crescimento pessoal.
- **Uso estratégico de pausas:**
  - Permitir que o cliente processe e internalize as discussões.
  - Proporcionar tempo para reflexão e conexão de pensamentos e emoções.
  - Levar a *insights* significativos.
- **Validação emocional:**
  - Reconhecer e aceitar os sentimentos do cliente como legítimos.
  - Criar um ambiente de empatia e compreensão.

- Fortalecer o processo terapêutico e a relação terapeuta-cliente.
- **Reconhecimento de recursos internos:**
  - Identificar e reforçar os recursos internos do cliente.
  - Ressaltar resiliência, força e capacidade de enfrentar desafios.
  - Promover uma autoimagem mais positiva e capacitada.
- **Presença autêntica do terapeuta:**
  - Ser genuíno e congruente nas interações.
  - Manter honestidade e transparência.
  - Criar um ambiente de confiança e segurança.
- **Encorajamento da curiosidade:**
  - Estimular a autoexploração e o autoconhecimento.
  - Incentivar o questionamento e a exploração de pensamentos e emoções.
- **Uso de perguntas abertas e reflexivas:**
  - Encorajar o cliente a falar mais sobre suas experiências e emoções.
  - Facilitar a exploração de sentimentos e pensamentos de maneira mais profunda.
- **Manejo de resistências:**
  - Identificar resistências de maneira sensível.
  - Explorar as razões por trás das resistências.
  - Ajudar o cliente a superar os obstáculos terapêuticos.
- **Foco na experiência atual:**
  - Conectar o cliente com suas emoções e pensamentos presentes.
  - Ajudar o cliente a lidar com sentimentos e pensamentos da sessão.
- **Encorajamento de experimentação:**
  - Incentivar a exploração de novas formas de pensar, sentir e agir.
  - Facilitar o crescimento pessoal e a mudança.
- **Uso de metáforas e analogias para a vida e as relações** (veja o quadro 3, a seguir):

O campo télico de cura, sintonia dual e qualidade de presença

Quadro 3 — O trabalho com metáforas

Metáfora	Descrição	Aplicação terapêutica
A vida como pintura	Cada escolha e experiência é uma pincelada que contribui para o quadro geral da vida.	Ajuda o cliente a entender como suas ações e decisões moldam a imagem completa de sua vida.
A máscara nas relações	As pessoas usam máscaras para ocultar seus verdadeiros sentimentos ou se proteger.	Ajuda o cliente a refletir sobre autenticidade *versus* adaptação nas interações sociais.
A dança dos relacionamentos	Os relacionamentos são como uma dança, em que a harmonia e o ritmo dependem da sintonia entre os parceiros.	Ajuda o cliente a compreender a importância da comunicação e do comprometimento recíproco em relacionamentos.
O xadrez das relações	As relações interpessoais são como um jogo de xadrez, em que cada movimento tem consequências e requer planejamento.	Ajuda o cliente a entender como suas ações afetam os outros e a importância de pensar antes de agir.
O eco da comunicação	A comunicação e as reações nas relações são como um eco, o que enviamos ao mundo retorna para nós.	Ajuda o cliente a entender a reciprocidade nas relações e como suas ações e palavras podem ser refletidas de volta para ele.
O jardineiro das relações	A pessoa é como um jardineiro de suas relações, que precisa cuidar e cultivar suas conexões para que cresçam saudáveis.	Encoraja o cliente a ser mais ativo e consciente no cuidado de suas relações.
A orquestra da mente	A mente é como uma orquestra, em que cada parte (pensamento e sentimento) é um instrumento diferente e o maestro é o self.	Ajuda o cliente a entender a importância do equilíbrio emocional e da harmonia interna.
A vida como um rio	A vida é como um rio que flui, com mudanças e transições naturais.	Ajuda o cliente a lidar com mudanças e transições de forma mais adaptativa.
O farol da consciência	A intuição e os valores do cliente são como um farol que guia através das tempestades da vida.	Ajuda o cliente a fortalecer sua confiança em sua intuição e valores.

2. REALIDADE SUPLEMENTAR NO PSICODRAMA INTERNO

Novas cenas surgem,
No imaginário, a cura,
Realidades convergem.

ESTE CAPÍTULO EXPLORA A concepção de "realidade suplementar" no contexto do psicodrama, um conceito inovador introduzido por J. L. Moreno. A realidade suplementar representa um espaço terapêutico em que os indivíduos podem explorar e vivenciar diferentes papéis e situações de forma segura e controlada, ampliando a realidade convencional. O capítulo está organizado da seguinte maneira: após esta introdução, que já inicia com alguns aspectos teóricos do tema, revisarei a literatura sobre a realidade suplementar, seguida de uma discussão metodológica dos estudos de caso usados para explorar seu impacto no psicodrama. A análise dos resultados é apresentada em seguida, culminando nas considerações finais, que refletem sobre as implicações práticas e teóricas da pesquisa.

Pretendo investigar a multifacetada contribuição da realidade suplementar no contexto do psicodrama interno; procurando entender como essa realidade expandida pode ser empregada na resolução de conflitos, tanto internos quanto interpessoais, permitindo uma introspecção profunda e a reconciliação de aspectos contraditórios da psique e das relações humanas. Busco, também, explorar a capacidade da realidade suplementar de expandir a consciência e produzir subjetividade, facilitando uma compreensão mais rica e matizada do eu e do mundo ao redor. Além disso, examino como esse espaço terapêutico ampliado promove um acesso enriquecido ao imaginário, oferecendo um palco para a exploração de sonhos, fantasias e cenários alternativos, que são cruciais para o processo de cura[4]

---

4. No contexto do psicodrama, "cura" não se refere ao restabelecimento de um estado anterior de saúde, mas sim à capacidade de integrar experiências, resolver conflitos internos e alcançar um novo nível de equilíbrio e compreensão pessoal. A realidade suplementar facilita esse processo, permitindo uma exploração segura e criativa de aspectos internos e externos da vida do indivíduo.

e autoconhecimento. Finalmente, abordo como a realidade suplementar pode ser utilizada para a elaboração efetiva de traumas e processos de luto, ajudando os indivíduos a processar e integrar experiências dolorosas e não resolvidas de maneira segura e controlada. Metodologicamente, o estudo se apoia em uma revisão bibliográfica de obras fundamentais de Moreno e outros teóricos do psicodrama.

Realidade suplementar, um conceito intrínseco ao psicodrama, conforme discutido em diversos estudos, é explorada em várias dimensões, fornecendo *insights* valiosos para o desenvolvimento da pesquisa original, permitindo uma interação profunda com experiências internas e a construção de novos significados. Essa realidade não se limita a um mero cenário fictício; ela é uma construção ativa que abarca o imaginário, as emoções e as relações humanas, servindo como um espaço para o exercício da criatividade e da resolução de conflitos.

Para Perazzo (2010), a realidade suplementar é vista como um cenário em que o indivíduo pode enfrentar e dialogar com aspectos internos, muitas vezes representados por cadeiras vazias que simbolizam relações ou partes da psique não resolvidas. Esse método facilita uma interação direta e simbólica com componentes emocionais subconscientes, promovendo a cura e o autoconhecimento. Bilik (2019) explora como a realidade suplementar estimula áreas cerebrais específicas, demonstrando o impacto do psicodrama no cérebro e na função cognitiva. Esse estudo enfatiza o papel da realidade suplementar em facilitar não apenas a expressão emocional, mas também a integração e processamento neurológico das experiências vividas.

Carvalho (2015) discute a aplicação da realidade suplementar em terapias familiares. Destaca seu uso em contextos de doação de órgãos, enfatizando como ela ajuda as famílias a lidarem com o luto e a morte, promovendo uma contínua ligação emocional e simbólica entre doadores e receptores, facilitando um processo de cura compartilhada.

Vasconcelos *et al.* (2023) mergulham na intersecção entre realidade suplementar, imaginação e política, apresentando a realidade suplementar como uma forma de resistir às estruturas opressoras e reimaginar a existência, articulando-a com o poder da imaginação e a necessidade de

Realidade suplementar no psicodrama interno

criar realidades alternativas. Este enfoque destaca a capacidade disruptiva da realidade suplementar, sugerindo que ela pode ser um veículo para a transformação social e individual.

Todos esses estudos demonstram a fertilidade da realidade suplementar para a experimentação, o que possibilita que indivíduos e grupos analisem dinâmicas relacionais, traumas e questões existenciais de maneira controlada e terapêutica.

A meu ver, a realidade suplementar como um mecanismo de enriquecimento da experiência humana ainda é pouco explorada no manejo clínico do psicodrama. Este capítulo busca oferecer novas perspectivas sobre a utilidade e o impacto da realidade suplementar no desenvolvimento psicológico e emocional dos indivíduos.

Em termos de contribuição, este capítulo pretende enriquecer o entendimento teórico do psicodrama, destacando a realidade suplementar como um elemento central na facilitação da expressão e transformação pessoal. Além disso, espera-se que os resultados desta pesquisa inspirem mais investigações e discussões sobre as dimensões ampliadas da experiência humana no psicodrama, contribuindo para a evolução da prática psicoterapêutica e da teoria psicodramática.

A noção de "realidade suplementar" é uma parte fundamental do psicodrama, referindo-se a um espaço terapêutico criado durante uma sessão de psicodrama onde os participantes têm a oportunidade de explorar e experimentar diferentes papéis e situações de maneira segura e controlada. Trata-se de uma realidade ampliada que se desenrola em uma sessão de psicoterapia psicodramática. É um espaço em que a imaginação e a expressão criativa são encorajadas, permitindo que os indivíduos investiguem e revelem aspectos de si mesmos, seus relacionamentos e suas experiências (figura 1). Os participantes têm a oportunidade de explorar e desempenhar diferentes papéis psicodramáticos, como o papel de um pai, um filho, um monstro, um amante, entre outros.

> O psicodrama não consiste apenas na encenação de episódios, passados, presentes e futuros, que são vivenciados e concebidos no cenário da realidade — um

equívoco frequente. Há no psicodrama um tipo de experiência que ultrapassa a realidade, que oferece ao sujeito uma nova e extensiva experiência de realidade, uma realidade suplementar. Fui influenciado na cunhagem do termo "realidade suplementar" pelo conceito de Marx de "mais-valia". O valor suplementar seria a parte do salário do trabalhador que lhe é roubado pelo empregador capitalista. Mas a realidade suplementar, em contraste, não é uma perda, mas um enriquecimento da realidade por meio do investimento e do uso extensivo da imaginação. Essa expansão da experiência é possibilitada no psicodrama pelos métodos não usados na vida-egos auxiliares, cadeira auxiliar, duplo, inversão de papéis, espelho, loja mágica, a cadeira alta, o bebê psicodramático, o solilóquio, o ensaio da vida e outros. (Moreno *apud* Moreno, Blomkvist e Rützel, 2001, p. 212-213)

Figura 1 — Experiência do imaginário: o espaço onde a imaginação e a expressão criativa são encorajadas

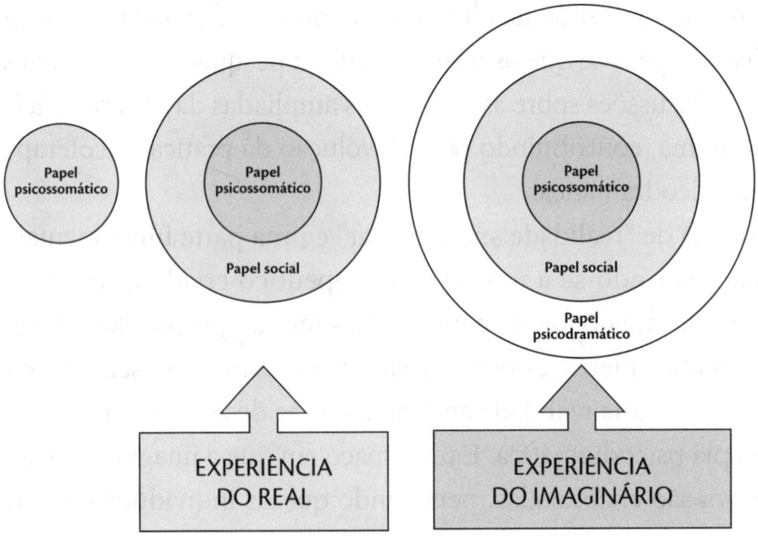

Fonte: elaborada pelo autor.

Quando o cliente reproduz um *recorte do contexto social*, como uma briga com sua esposa, essa cena acontece dentro da realidade suplementar, no contexto psicodramático. Assim, o cliente tem a possibilidade de reviver, experienciar novamente o que viveu no corpo, a emoção e os

Realidade suplementar no psicodrama interno

sentimentos e ir mais além, ampliando a realidade para possibilitar a consciência do que aconteceu e caminhar para a cura na catarse integrativa. Nesse contexto, a "realidade suplementar" é uma extensão da realidade cotidiana, na qual os participantes podem recriar cenas, relacionamentos e eventos marcantes de sua vida. Eles podem assumir papéis diferentes, incluindo o deles próprios, de outras pessoas ou ainda de partes de si mesmos, como emoções ou aspectos de sua personalidade.

Soliani (2021) explora a ideia da realidade suplementar como um recurso terapêutico poderoso. Com base em suas experiências e práticas clínicas, ela discute como o psicodrama e a criação desse espaço suplementar podem permitir que os participantes explorem conflitos internos, resolvam problemas interpessoais, aumentem a consciência de si mesmos e desenvolvam empatia pelos outros. Monteiro (2021) ressalta a importância da participação ativa dos indivíduos na criação da realidade suplementar, permitindo-lhes experimentar diferentes perspectivas e ampliar sua compreensão das situações vivenciadas. A autora enfatiza a liberdade criativa e a segurança fornecida pelo ambiente terapêutico, que encoraja a expressão espontânea dos participantes.

Por outro lado, uma *realidade vital* acontece no contexto social, na vida cotidiana, por meio da relação complementar dos papéis sociais exercidos pelos indivíduos. É nesse contexto que os papéis sociais desempenhados têm um impacto direto na realidade cotidiana.

Dessa forma, a *realidade suplementar* no psicodrama proporciona aos participantes a oportunidade de vivenciar uma realidade ampliada e enriquecida, contribuindo para uma compreensão mais profunda de si mesmos, de suas relações e das dinâmicas que permeiam a vida. Já a realidade vital ocorre no contexto social, em que os papéis sociais são desempenhados em suas diversas formas de complementariedade.

Como vimos, a noção de realidade suplementar, também conhecida como "mais realidade", foi introduzida por Jacob Levy Moreno e estabelece uma analogia com o conceito de mais-valia de Karl Marx. Embora não seja amplamente explorada por Moreno em seus escritos, essa analogia tem sido discutida e desenvolvida por outros autores e estudiosos do psicodrama, como

Zerka Moreno (2001, 2006) e alguns teóricos contemporâneos. A realidade suplementar, assim como a mais-valia, envolve um valor adicional, uma dimensão extra que vai além do que é aparente e convencional (figura 2). Zerka afirma que, assim como o trabalhador produz um valor excedente que é apropriado pelo empregador na teoria marxista da mais-valia, o indivíduo no psicodrama vivencia uma realidade ampliada, uma "mais realidade", que vai além das limitações do cotidiano. Assim como a mais-valia de Marx se refere ao valor excedente gerado pelo trabalho e apropriado pelo capitalista, a realidade suplementar no psicodrama pode ser entendida como um valor adicional ou enriquecido da experiência humana. Ela proporciona uma visão expandida da realidade, que vai além das limitações da vida cotidiana, permitindo a expressão de aspectos internos e a exploração de possibilidades que muitas vezes não são acessadas nas interações sociais convencionais.

> Realidade suplementar (excedente) é somente um termo analógico. Em nosso caso significa que há certas dimensões invisíveis na realidade da vida não inteiramente experimentada ou expressas, razão por que temos de usar operações e instrumentos suplementares a fim de trazê-las para nossos quadros terapêuticos. (Moreno e Moreno, 2006, p. 26)

Figura 2 — Realidade suplementar: uma dimensão extra que vai além do que é aparente, vital e convencional

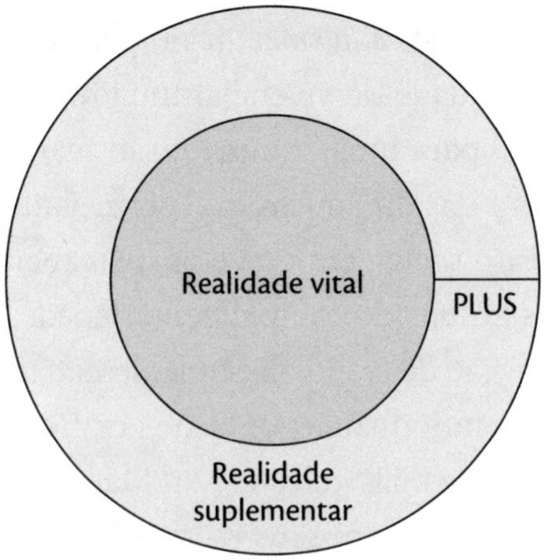

Fonte: elaborada pelo autor.

Realidade suplementar no psicodrama interno

A analogia proposta por Moreno e Zerka (2006) destaca a importância da realidade suplementar no psicodrama como um espaço onde os participantes podem acessar e experimentar uma dimensão enriquecida da vida. Essa dimensão vai além do que é percebido no contexto social convencional, permitindo a expressão autêntica, a vivência emocional e a ressignificação de experiências passadas.

No psicodrama interno, a realidade suplementar facilita a diferenciação de partes ou estados de ego, pois cria um espaço imaginativo onde as diferentes partes do self podem ser expressas e exploradas de forma segura. A realidade suplementar promove a espontaneidade e a criatividade, que são essenciais para o desenvolvimento do self. Isso se alinha com a abordagem do manejo clínico, que visa desenvolver um self harmonizado e compassivo, capaz de integrar as diversas partes internas (Khouri, 2022a).

A realidade suplementar no psicodrama interno pode utilizar a projeção para o futuro como uma ferramenta terapêutica significativa. Segundo Cortes e Vidal (2021), essa técnica ajuda na preparação para enfrentar incertezas e mudanças, como as decorrentes da pandemia de covid-19. Essa projeção não apenas facilita a elaboração de expectativas e planos futuros, mas também permite ao paciente ensaiar e visualizar possíveis soluções e trajetórias de vida.

Segundo Bilik (2019), a realidade suplementar no psicodrama envolve uma ativação extensiva e integrativa do cérebro, que vai desde as estruturas subcorticais mais primitivas até o córtex pré-frontal. Essa ativação abrangente sugere que a realidade suplementar facilita um acesso profundo à memória cinestésica do corpo, permitindo aos indivíduos processar e integrar experiências primitivas e fundamentais. A experiência na realidade suplementar não apenas recupera memórias e sensações profundamente enraizadas, como também envolve uma intensa interação neurobiológica que promove a integração emocional e cognitiva, evidenciando o potencial terapêutico profundo dessa abordagem.

Além disso, a realidade suplementar permite a exploração e resolução de experiências inacabadas apoiada pelo efeito Zeigarnik (Schützenberger *apud* Bilik, 2019), que mantém ativa a tendência de lembrar tarefas incompletas, facilitando um processamento neurológico direcionado para a conclusão e integração dessas experiências. Confrontos significativos nessa realidade promovem a transformação pessoal, ativando áreas cerebrais responsáveis pela tomada de decisões, resolução de conflitos e processamento emocional. Isso, juntamente com a integração dos hemisférios cerebrais direito e esquerdo, sublinha o papel crítico da realidade suplementar em harmonizar o processamento emocional e cognitivo, contribuindo para o crescimento e desenvolvimento pessoal no contexto terapêutico.

TRÊS TIPOS DE REALIDADE

Moreno leva em conta três tipos de realidade: a primeira, a infrarrealidade, considerada uma sub-realidade, que retrata algo vivido no passado e relatado no presente; a segunda, representada pela realidade presente, vivida no aqui e agora; a terceira, a realidade suplementar, que constitui uma realidade sonegada, porém passível de ser resgatada na revivência da cena psicodramática. Daí a necessidade de essa realidade ser mobilizada pelo sujeito por meio da espontaneidade-criatividade e, à sua maneira, passar a integrar sua vivência.

Segundo Moreno, Blomkvist e Rützel (2001), "o que chamamos de realidade é criado no palco, na ação que se desenrola entre as pessoas envolvidas — uma realidade que se relaciona com o nosso *self* trágico", fazendo uma alusão à semelhança entre a ideia do self trágico e a realidade suplementar. Essa citação ativou a minha curiosidade para pesquisar a razão dessa correlação. O conceito de self trágico foi desenvolvido pela poeta e escritora inglesa Ruth Padel[5], em seu livro *O self trágico — A história da alma humana*. O livro trata da concepção de self na Grécia Antiga, com foco na tragédia grega. Está dividido em três partes. Na primeira, Padel discute a noção de self na Grécia Antiga. Ela argumenta que o self grego era concebido como um ser composto, que incluía tanto a razão quanto

---

5. Padel é uma autora prolífica e influente, que tem feito contribuições significativas para a literatura, a poesia e o estudo da Grécia Antiga.

Realidade suplementar no psicodrama interno

a irracionalidade. A razão era representada pelos deuses do Olimpo, que eram vistos como seres perfeitos e impassíveis. A irracionalidade era representada pelas paixões, que eram vistas como forças poderosas que podiam levar o homem à ruína. Na segunda parte, Padel analisa as tragédias de Ésquilo, Sófocles e Eurípides,[6] que, segundo ela, exploram a tensão entre a razão e a irracionalidade. Os protagonistas das tragédias gregas são frequentemente vítimas de suas próprias paixões, que os levam a cometer erros fatais. Na terceira parte, Padel discute as implicações da tragédia grega para a nossa compreensão da natureza humana. Ela argumenta que a tragédia grega nos ensina que o self é um ser complexo e contraditório, que é marcado pela tensão entre a razão e a irracionalidade.

Para Padel, o self trágico é uma dimensão da alma humana marcada pela consciência da finitude e da morte. É uma dimensão que nos confronta com a nossa vulnerabilidade e nos leva a questionar o sentido da vida. Para Moreno, Blomkvist e Rützel (2001), o "self trágico deveria ser entendido como a necessidade artística de dar voz à dor da vida e da morte. A dor de nossa passagem pela vida envolve experiências como punições, doenças, guerras, ou perdas, para nomear apenas algumas".

Os mesmos autores destacam a distinção entre a história da alma e a história do ego. A história do ego é uma narrativa linear e cronológica de eventos que ocorreram na vida de uma pessoa. Já a história da alma é uma narrativa fragmentada e não linear de imagens, sentimentos e experiências. Enquanto momentos importantes da história do ego incluem eventos como casamento, nascimento e desenhos, a história da alma é uma tapeçaria de imagens e experiências aparentemente desconexas, como filmes, encontros, rostos ou vergonhas vívidas. O self trágico é uma força criativa e destrutiva que pode levar a atos extremos, como suicídio ou assassinato. Interrogar a história da alma pode levar a indagações profundas, como a que Zerka Moreno cita: "Quantas vezes você morreu em sua vida?" A verdade da alma, portanto, pode divergir radicalmente da verdade do ego.

---

6. Ésquilo, Sófocles e Eurípides foram os três grandes dramaturgos da tragédia grega clássica. Eles viveram e escreveram na Atenas do século V a.C., durante o período de ouro da democracia ateniense.

No contexto do psicodrama, conforme entendido por Moreno, essas diferentes realidades do ego e da alma se entrelaçam, criando uma "realidade suplementar", que é ao mesmo tempo artística e criativa. O self trágico pode ser expresso por meio da ação dramática na realidade suplementar do protagonista, sendo dirigido pelo diretor para explorar sua história da alma. Isso pode levar a revelações surpreendentes sobre sua vida, incluindo a visão que tem de seus pais e familiares. O psicodrama efetivamente ajuda as pessoas a acessarem sua história da alma na realidade suplementar, pois as encoraja a reviver experiências passadas e expressar emoções reprimidas. Isso pode ajudá-las a entender melhor a si mesmas e a resolver conflitos internos. No palco psicodramático, a alma do protagonista guia a ação, enquanto o diretor facilita a expansão e intensificação dessa tensão dramática da vida. Essas sessões revelaram percepções intensas e muitas vezes surpreendentes sobre as relações familiares, em que se explora a verdadeira essência dos relacionamentos, muitas vezes diferindo da percepção comum.

A realidade suplementar é uma realidade criada pelo encontro de duas ou mais pessoas em um espaço terapêutico, na qual as pessoas podem experimentar novos papéis e possibilidades, bem como se curar de traumas e bloqueios emocionais. A correlação entre esses dois conceitos pode ser vista em vários aspectos. Em primeiro lugar, ambos reconhecem a importância da dimensão trágica da existência humana. O self trágico nos confronta com a nossa finitude, e a realidade suplementar nos oferece um espaço para lidar com essa realidade de forma criativa e transformadora. Em segundo lugar, ambos enfatizam o papel da ação na cura. O self trágico nos convida a agir de forma consciente e intencional, mesmo diante da dor e da incerteza. A realidade suplementar nos oferece um espaço para experimentar novas formas de ação, além de nos reconectar com nosso poder de transformação. Em terceiro lugar, ambos apontam para a importância da comunidade. O self trágico nos lembra que somos seres sociais, e que precisamos de outros para nos apoiar em nossa jornada. A realidade suplementar nos oferece um espaço para nos conectar com os outros e construir relações de confiança e apoio.

Realidade suplementar no psicodrama interno

A biografia de Moreno nos fornece alguns *insights* sobre a relação entre esses dois conceitos. Moreno nasceu em uma família judia ortodoxa na Romênia e viveu uma infância marcada pela pobreza e pela violência. Essas experiências o levaram a desenvolver uma profunda sensibilidade para a dimensão trágica da existência humana. Moreno também foi um homem de ação, pois acreditava que a ação era a chave para a mudança e a cura. O psicodrama, desenvolvido por ele, é uma forma de psicoterapia que enfatiza a importância da ação. Ao longo de sua vida, Moreno também se interessou por arte e cultura. Ele acreditava que a arte podia nos ajudar a lidar com as emoções difíceis e a encontrar sentido na vida. A biografia de Moreno sugere que o self trágico e a realidade suplementar são conceitos afins. Eles são duas faces da mesma moeda, que nos ajudam a compreender a complexidade da existência humana e a encontrar caminhos para a cura e a transformação.

SELF TRÁGICO E REALIDADE SUPLEMENTAR

A seguir, alguns exemplos de como os conceitos de self trágico e realidade suplementar podem ser observados na prática:

- Uma pessoa que está lidando com a perda de um ente querido pode usar o conceito de self trágico para se conectar com a sua dor e vulnerabilidade. Ela também pode usar a realidade suplementar para criar um espaço seguro para expressar suas emoções e encontrar formas de honrar a memória do seu ente querido.
- Uma pessoa que está sofrendo de um trauma pode usar o conceito de self trágico para compreender a sua experiência e encontrar formas de se curar. Ela pode também usar a realidade suplementar para experimentar novos papéis e possibilidades, bem como se reconectar com a sua força interior.
- Uma pessoa que está buscando um sentido para a vida pode usar o conceito de self trágico para refletir sobre a sua existência e encontrar formas de viver uma vida mais plena e significativa.

Georges Salim Khouri

No psicodrama interno, a realidade suplementar é uma dimensão criada da experiência humana, que vai além da realidade cotidiana, a partir da imaginação do protagonista, seguindo a direção do terapeuta psicodramatista. Este, atuando como diretor, auxilia o protagonista a criar a cena e os personagens que serão envolvidos na dramatização no imaginário. A realidade suplementar processada durante a vivência de um psicodrama interno pode ser dividida em três etapas, similar às etapas do psicodrama, conforme Moreno. Porém, não podemos perder de vista que todo o processo do psicodrama interno que está sendo vivenciado já faz parte da segunda etapa do psicodrama (dramatização). Assim, vejamos:

- **Criação da cena:** o protagonista, com a ajuda do terapeuta psicodramatista, cria a cena que será dramatizada no imaginário para alcançar o objetivo terapêutico com a catarse de integração. Essa cena deve ser realista o suficiente para que o protagonista possa reviver o trauma com clareza, mas também deve ser segura o suficiente para que ele não ultrapasse a sua janela de tolerância. Essa cena pode ser baseada em um evento real ou imaginário, e pode ser representada no presente, passado ou futuro.
- **Dramatização da cena:** no imaginário da realidade suplementar o protagonista assume o papel de um ou mais personagens da cena, bem como dramatiza as ações e os diálogos desses personagens. O psicodramatista pode auxiliar o protagonista a explorar diferentes possibilidades de ação e de relacionamento entre os personagens. Nessa fase, assim como num processo de dramatização normal, as técnicas do psicodrama podem ser utilizadas, a exemplo da inversão de papéis, do duplo, do *role-playing* etc. É nesta fase que, em geral, as respostas fisiológicas aparecem e as sensopercepções começam a aflorar. Nesse momento, o terapeuta deve estar instrumentalizado para dar continuidade à cena ou deslocar para o rastreamento das sensopercepções corporais, *mindfulness* e outras intervenções, principalmente quando estas estiverem com alto nível de ativação rodando próximo da janela de tolerância do cliente (veja os capítulos 4 e 5).

- **Processamento da cena:** após a dramatização, o protagonista é convidado a refletir sobre a experiência que vivenciou. O terapeuta pode auxiliar o protagonista a identificar os significados da cena e a elaborar os conteúdos emocionais que foram mobilizados. Como vimos, o psicodrama interno pode ser usado para acessar e processar memórias traumáticas.

A realidade suplementar possibilita que o protagonista, ao acessar e processar o trauma de forma segura e controlada, comece a superá-lo, bem como a reconstruir sua vida. Aqui estão algumas orientações para o cliente ao experienciar a realidade suplementar durante a vivência de um psicodrama interno:

- Seja paciente e respeitoso com seus próprios limites.
- Não tente se forçar a fazer nada que não esteja pronto para fazer.
- A depender da situação, foque no processo e não no resultado.
- O objetivo do psicodrama interno não é apenas resolver o problema, mas também aprender sobre si mesmo e sobre o seu trauma.
- Quem o vivencia deve estar aberto a novas experiências.
- O psicodrama interno pode ser uma experiência transformadora, mas também pode ser desconfortável.
- Esteja preparado para enfrentar emoções difíceis.

Cada terapeuta pode ter seu próprio estilo de manejo ao utilizar técnicas específicas para facilitar a vivência na realidade suplementar e o processo de psicodrama interno com seus pacientes.

EXEMPLO DE UMA SESSÃO EVIDENCIANDO A REALIDADE SUPLEMENTAR

Processando o luto do pai

A seguir, apresentamos um registro de um caso real no contexto clínico. Trata-se do processo de luto de uma cliente, aqui denominada Júlia, para proteger sua identidade. Encaramos o luto como uma experiência humana profunda que requer elaboração e integração. Segundo autores como Worden (2009), o luto é um processo de ajustamento emocional e cognitivo após uma perda significativa, em que o indivíduo aprende a viver com essa nova realidade. Kübler-Ross (2011) também contribui significativamente para a compreensão do luto, descrevendo suas fases e a importância de reconhecer e validar cada uma delas no processo terapêutico. Neste contexto, utilizo técnicas de psicodrama interno para facilitar a expressão e exploração dos sentimentos de Júlia. A menção à "atenção plena" alude à importância de uma presença consciente e focada no momento atual e de forma não julgadora, um conceito amplamente explorado por autores como Kabat-Zinn (1994). Essa abordagem ajuda os indivíduos a se conectarem com suas experiências internas de maneira mais profunda e compassiva, facilitando o processo de luto.

GEORGES: Olá, Júlia. Como você está se sentindo hoje?

JÚLIA: (olhos vermelhos e inchados, voz embargada) Estou um pouco melhor, obrigada. Ainda estou sentindo muita saudade do meu pai, mas estou começando a lidar com a perda.

GEORGES: Isso é ótimo. É importante se permitir sentir as emoções que estão surgindo.

JÚLIA: (respirando fundo) Sim, eu sei. Mas às vezes é difícil. Às vezes, eu sinto como se estivesse enlouquecendo.

GEORGES: (inclinando-se para a frente, com expressão de empatia) É normal se sentir assim. O luto é um processo complexo e pode levar algum tempo para se curar.

JÚLIA: (chorando) Eu sei, mas eu gostaria de encontrar um jeito de lidar com isso de uma maneira mais saudável.

GEORGES: Eu posso te ajudar com isso. Vamos tentar uma técnica chamada psicodrama interno.

JÚLIA: (levantando os olhos, com interesse) O que é isso?

GEORGES: É uma técnica que usa a imaginação para ajudar as pessoas a lidarem com questões emocionais. No psicodrama interno, você vai

Realidade suplementar no psicodrama interno

imaginar uma cena que representa algo que está lhe causando dificuldade. Você pode assumir o papel de qualquer pessoa que esteja envolvida na cena, incluindo você mesma.

JÚLIA: (sorrindo) Parece interessante.

GEORGES: Vamos começar?

JÚLIA: (assentindo com a cabeça) Sim, vamos.

(Georges ajuda Júlia a se concentrar e relaxar utilizando respiração profunda e *mindfulness*)

GEORGES: Imagine que você está em um lugar onde se sente segura e confortável.

JÚLIA: (fechando os olhos, imaginando) Estou em uma praia deserta. O sol está se pondo, as ondas estão quebrando na areia e o vento está soprando suavemente. Estou sozinha, mas me sinto confortável e em paz.

(Georges faz uma pausa)

GEORGES: Agora, imagine que você vê seu pai caminhando em sua direção.

JÚLIA: (abrindo os olhos, surpresa) Meu pai! Ele está vindo em minha direção!

(Georges faz uma pausa)

GEORGES: O que você quer dizer a ele?

JÚLIA: (faz uma pausa, pensativa e, na sequência, inicia um solilóquio) Eu estou pensando em como eu gostaria de ter sido uma filha melhor. Eu sempre quis te fazer feliz, mas eu sei que nem sempre consegui. (Júlia começa a chorar)

GEORGES: (em voz alta) Júlia, por que não tentamos uma coisa? Por que você não assume o papel do seu pai e me diz o que ele diria a você? (inversão de papéis)

JÚLIA: (surpresa) Eu não sei se consigo.

GEORGES: (com um sorriso) Eu posso te ajudar. Eu vou ser seu pai.

(Georges assume o papel do pai de Júlia)

GEORGES: (como o pai de Júlia) Júlia, eu sei que você está se sentindo culpada. Você acha que não foi uma boa filha. Mas eu quero que você saiba que eu te amo do jeito que você é. Eu sempre estarei orgulhoso de você. (Júlia se surpreende e começa a sorrir)

JÚLIA: (como a filha) Eu te amo, pai. (Júlia abraça o pai imaginário)

GEORGES: (após alguns minutos) Agora, imagine que você e seu pai estão sentados na praia, conversando.

JÚLIA: (sentando-se na areia, ao lado do pai) Estamos conversando sobre tudo. Sobre como eu era quando criança, sobre os nossos sonhos, sobre as nossas frustrações.

GEORGES: Você está se sentindo mais confortável com ele agora?

JÚLIA: (olhando para o pai, com um sorriso) Sim, estou. Parece que ele está me ouvindo.

GEORGES: Diga a ele algo que você sempre quis dizer.

JÚLIA: (pensando por um momento) Papai, eu sinto muito por não ter sido uma filha melhor. Eu sempre quis te fazer feliz, mas eu sei que nem sempre consegui.

GEORGES: O que ele responde?

JÚLIA: (o pai abraça Júlia) Não se preocupe, minha filha. Eu te amo do jeito que você é.

JÚLIA: (chorando de alegria) Papai!

GEORGES: Como você se sente agora?

JÚLIA: (secando as lágrimas) Me sinto aliviada. Finalmente, eu consegui dizer a ele tudo o que precisava dizer.

GEORGES: Como foi essa experiência para você?

JÚLIA: (com um sorriso radiante) Foi muito útil. Eu me senti mais próxima do meu pai e me perdoei por algumas coisas que eu fiz.

GEORGES: É importante lembrar que o luto é um processo. Vai levar algum tempo para você se curar completamente. Mas você está no caminho certo.

JÚLIA: Obrigada, Georges.

(A sessão termina)

Comentário e análise técnica da sessão de psicodrama interno

A sessão de psicodrama interno com Júlia foi bem-sucedida no sentido de que ela conseguiu expressar suas emoções e sentimentos relacionados à perda de seu pai. A técnica foi útil para isso, pois permitiu que ela criasse uma realidade suplementar na qual pôde se conectar com seu pai

Realidade suplementar no psicodrama interno

de uma maneira segura e controlada. A realidade suplementar criada por Júlia foi rica em detalhes e expressiva. Ela descreveu uma praia deserta, com o sol se pondo, as ondas quebrando na areia e o vento soprando suavemente. Ela também descreveu seu pai como uma figura calorosa e acolhedora. Essa descrição permitiu que ela revivesse suas memórias com o pai de uma forma positiva e reconfortante. A técnica de psicodrama interno tem uma série de aspectos positivos. Pode ser uma ferramenta eficaz para o processamento de emoções, o desenvolvimento da autoestima e a resolução de conflitos. Além disso, pode ser usada para explorar diferentes possibilidades e perspectivas. Como limitação, ela requer uma capacidade imaginativa mínima do cliente. Se o cliente não for capaz de criar uma realidade suplementar, a técnica pode não ser eficaz. Outra limitação é que a técnica pode levar a uma ativação intensa das emoções do paciente. Isso pode ser positivo, pois pode permitir que ele expresse emoções que estão reprimidas. No entanto, também pode ser negativo, pois pode levá-lo a sair da janela de tolerância. Na sessão, foram utilizadas duas técnicas do psicodrama clássico: o solilóquio e a inversão de papéis. Como sabemos, o *solilóquio* é uma técnica que permite ao cliente expressar seus pensamentos e sentimentos para si mesmo. Foi usado na sessão para ajudar Júlia a identificar seus sentimentos de culpa em relação ao pai. Já a *inversão de papéis* foi usada para ajudá-la a expressar seus sentimentos de culpa para o pai e receber o perdão dele. Minha prática clínica revela empiricamente que existe uma potência significativa no manejo da realidade suplementar no contexto do psicodrama interno. Essa realidade representa um espaço criativo e seguro onde os indivíduos podem explorar e confrontar aspectos profundos de sua vida e de suas próprias identidades. Aqui, cenas, relações e emoções são recriadas e vivenciadas de maneira transformadora, permitindo que os clientes transcendam às limitações de suas experiências cotidianas.

3. TRAUMA E MEMÓRIA TRAUMÁTICA

Trauma oculto, sombrio,
Lágrimas na memória,
Amanhecer, novo alívio.

Memória, eco distante,
Sussurros do passado,
Luz no presente constante.

A QUESTÃO DO TRAUMA vem desde a época de Freud. Na minha visão, Pierre Janet foi quem deu uma das melhores definições do que seria trauma:

> [...] o evento é organizado, não como uma parte coerente, integrada do próprio eu, senão como emoções, percepções visuais ou sensações sinestésicas desconexas, que se reinstalam quando as pessoas se veem expostas a sensações ou emoções que lhes fazem recordar desses eventos. Quando as pessoas se sentem demasiado sobrecarregadas por suas emoções, as lembranças não podem transformar-se em experiências narrativas neutras.

Ou seja, em evento traumático do passado, os estímulos do contexto atual similares ao contexto do passado provocam recordações não só em memória, mas também em sensações, em emoções que vêm e aparecem de forma desconexa. Toda situação de trauma tem tensão. Janet não está falando da questão bioquímica, mas do que observou. As experiências narrativas neutras não são neutras, são enviesadas. *A narrativa é distorcida.*

O DSM-5 diz: "É o único transtorno que tem uma causa geradora de sintoma. Os transtornos relacionados a traumas e estressores incluem transtornos nos quais a exposição a um evento traumático ou estressante está listada explicitamente como um critério diagnóstico". Sendo assim, vários transtornos podem estar conectados com isso, como o transtorno do apego relativo, transtorno de interação social desinibida, transtorno de estresse pós-traumático, transtorno de estresse agudo, transtorno de adaptação, entre outros.

A traumatização é o resultado de uma ativação crônica do sistema nervoso autônomo, com consequente desorganização do sistema nervoso central e periférico. Portanto, todo trauma desorganiza o sistema nervoso, causando uma desregulação. Seus ramos simpático e parassimpático ficam completamente desorganizados; é como um grito pedindo por regulação.

Ao receber determinados estímulos, o cérebro de uma pessoa traumatizada responde, no aqui e agora, como se ela estivesse sob o estresse do momento do trauma. Essa é a questão maior. Outros aspectos importantes: eventos comuns, para alguns, podem ser traumáticos. Pessoas que viveram acidentes terríveis simplesmente reprocessaram aquele evento e não tiveram sequela nenhuma, enquanto outras viveram acidentes bem menos complexos e ficaram completamente traumatizadas. O evento traumático, ao bombardear de estímulos o sistema nervoso, torna-o incapaz de liberar as energias bloqueadas, porque os estímulos se sobrepõem aos mecanismos de enfrentamento. Há uma quebra no processo de autorregulação do sistema nervoso resiliente e esse ciclo de carga (excitação simpática) e descarga (parassimpática) fica totalmente desequilibrado, provocando sintomas disfuncionais no futuro, como *flashbacks* do momento do trauma, hiperativação, ansiedade, pânico, depressão, somatizações, anedonia, falta de motivação, dissociação e problemas de memória, desrealização e agressões contra si.

Eventos traumáticos retêm a energia nervosa mobilizada na circunstância do perigo e mantêm a amígdala cerebral recebendo o *feedback* desse perigo, informando que ele não passou.

Peter Levine (2023), criador da *Somatic Experience* (SE), afirma que o trauma não está no evento, mas no sistema nervoso, e minha experiência clínica tem comprovado isso. O trauma não está no evento causador em si, mas na maneira como o sistema nervoso da pessoa envolvida processa o que aconteceu, pois muitos incidentes comuns e extraordinários podem ser traumáticos para uns e não para outros.

Trauma e memória traumática

Muitas pessoas retêm uma memória fragmentária de suas experiências traumáticas, uma infinidade de reações neurobiológicas facilmente reativadas, juntamente com memórias não verbais intensas e desconcertantes. Reações e sintomas sensório-motores que "contam a história" sem palavras, *como se o corpo soubesse o que eles não sabem a nível cognitivo*. Essas pessoas muitas vezes não sabem que tais reações, sensações corporais intrusivas, visões, odores, dor e constrição física, dormência, juntamente com a incapacidade de modular a excitação fisiológica são, na verdade, *resquícios de traumas do passado*. (Ogden, Minton e Pain, 2006, grifos meus)

Netto (2013) declara que essas respostas incompletas armazenadas em músculos, fáscias, vísceras, tecidos e órgãos retêm a energia nervosa mobilizada na circunstância do perigo e fazem com que a amígdala cerebral continue recebendo *feedback* desse perigo, alertando que, fisiologicamente, o perigo não passou. O evento traumatizante pode ser único, a exemplo de um acidente de trânsito (trauma simples), ou repetitivo, a exemplo de traumas de desenvolvimento, negligência dos cuidadores, *bullying* por diversas motivações, abusos e violências infantil e sexual (traumas complexos). As áreas cerebrais que parecem estar envolvidas em síndromes de estresse traumático são a amígdala, o córtex pré-frontal medial, o giro cingulado anterior, o hipocampo, a ínsula e o córtex orbito-frontal. Essas áreas foram identificadas com base em estudos que utilizam a neuroimagem em indivíduos com transtorno do estresse pós-traumático (TEPT). A neuroimagem — por meio da tomografia de emissão de pósitrons (TEP) — mostrou também mudanças de fluxo sanguíneo cerebral associado ao TEPT com maior ativação (aumento de fluxo) no HD (córtex cingulado anterior e amígdala) e diminuição na área de broca, o que mostra coerência com a dificuldade de verbalização das experiências traumáticas (Rojas-Bermúdez e Moyano, 2012).

Numa perspectiva evolucionária, Paul MacLean (*apud* Ogden, Minton e Pain, 2006, p. 56) propõe o desenvolvimento filogenético do cérebro em três camadas: o cérebro reptiliano, o cérebro límbico (paleomamífero) e o cérebro neocórtex (neomamífero). O *cérebro reptiliano* é o primeiro a se desenvolver; governa a ativação fisiológica e a homeostase do organismo, sendo responsável pelas funções básicas de sobrevivência, como respiração, alimentação e reprodução, bem como pelo processamento de emoções básicas, como medo e raiva. O *cérebro límbico (paleomamífero)*, encontrado em todos os mamíferos, está relacionado com emoções, como amor, amizade e empatia, memória, alguns comportamentos sociais e aprendizagem. Já o *cérebro neocórtex (neomamífero)*, o último a se desenvolver, é responsável pelas funções cognitivas superiores, como pensamento, raciocínio e linguagem, permitindo a autoconsciência e o pensamento consciente, além de juntar os hemisférios direito e esquerdo do cérebro. Esses três cérebros processam diferentes tipos de conhecimento e apresentam inter-relação comportamental e funcional (Panksepp *apud* Ogden, Minton e Pain, 2006, p. 57). Essas partes são organizadas hierarquicamente, com as funções de cada uma dependendo das funções das partes inferiores. Por exemplo, o neocórtex não pode funcionar corretamente sem o apoio do cérebro mamífero e do cérebro reptiliano. O cérebro trino é um modelo útil para compreender a relação entre as emoções e o comportamento (figura 3). Ele também destaca a importância do processamento hierárquico dos três cérebros para o seu desenvolvimento e funcionamento saudável. Cada um dos três níveis do cérebro tem sua própria maneira de "compreender" o ambiente e responder a ele. Um determinado nível pode tornar-se dominante e sobrepor-se aos demais, dependendo das condições internas e do ambiente. Ao mesmo tempo, esses três níveis são interdependentes e interligados (Damásio, 1999; Le Doux, 1996; Schore *apud* Ogden, Minton e Pain, 2006).

O trauma desorganiza a dimensão instintiva da pessoa traumatizada, ou seja, o cérebro reptiliano, que aloja as estruturas do tronco cerebral. O tronco cerebral é a conexão do cérebro com o corpo, e tudo que sentimos no corpo, na verdade, sentimos no cérebro. Trata-se de um centro de transmissão de impulsos para o cerebelo que atua como passagem para as fibras nervosas que ligam o cérebro à medula e faz conexões com todos os órgãos e sistemas, "revelando no corpo onde as coisas estão contidas no cérebro" (Porges *apud* Salvador, 2018, p. 72-73). O nervo vago surge do tronco cerebral percorrendo a medula e está envolvido na regulação de nosso sistema nervoso autônomo (SNA) e de nossos estados emocionais em respostas de sobrevivência e saúde.

Figura 3 — Correlação entre o cérebro trino de Paul MacLean (*apud* Ogden, Minton e Pain, 2006) e os níveis de processamento hierarquizado de Wilber (*ibidem*)

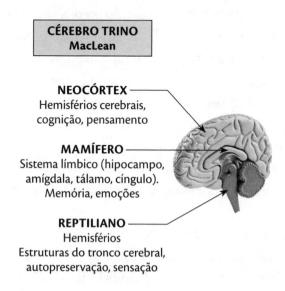

Fonte: adaptada por Khouri (2018).

Levine (2012), discorrendo sobre a teoria polivagal das emoções de Porges, assegura que esses sistemas também funcionam como mediadores dos sentimentos vitais de bem-estar e pertencimento. Ele revela ainda três subsistemas básicos de energia neural que dão suporte ao estado global do sistema nervoso, bem como aos comportamentos e às emoções relacionadas. O mais primitivo deles tem como função a imobilização, a conservação metabólica e o desligamento (período reptiliano). O mais próximo no desenvolvimento evolutivo filogenético é o sistema nervoso simpático, cuja função é a mobilização e a ação aprimorada (como na luta ou na fuga). O último a ser desenvolvido filogeneticamente foi o sistema nervoso parassimpático, que é o mais refinado nos primatas, nos quais atua como mediador de complexos comportamentos sociais e de vínculos. O parassimpático regula o chamado nervo vago mamífero ou "inteligente", que aciona os músculos que comunicam nossas emoções tanto para os outros como para nós mesmos. Trata-se de um sistema muito refinado que modula os relacionamentos, os vínculos e os laços afetivos, atuando também como mediador da inteligência emocional (veja o quadro 4). Esses três sistemas nervosos estão sintonizados para avaliar riscos potenciais no entorno num processo de avaliação inconsciente do ambiente que Porges chama de "neurocepção". Ou seja, antes de processar um pensamento, o alarme de perigo dispara. Mario Salvador (2018), refletindo sobre a teoria polivagal, revela que o nervo vago não é apenas um nervo motor que vai do cérebro às vísceras. É também um nervo sensitivo que vai das vísceras ao cérebro. É a conexão corpo-mente. Quando nos sentimos seguros, o sistema de engajamento social é ativado. No contexto da relação terapêutica, ao responder com uma expressão facial e uma entonação positivas, o terapeuta está estimulando o sistema de engajamento social.

Vejamos um pouco mais sobre o sistema autônomo e suas ramificações. O ramo parassimpático do sistema nervoso autônomo é responsável pela resposta de descanso e digestão. Ele é controlado pelo nervo vago, o mais longo dos 12 nervos cranianos. O nervo vago tem dois ramos principais: o vago ventral e o vago dorsal. O vago ventral é responsável pela conexão social e pelo engajamento, enquanto o vago dorsal é responsável pela imobilização e desconexão.

A mielinização é um processo que envolve o revestimento do axônio com uma bainha isolante chamada mielina. A mielina aumenta a velocidade e a eficiência da transmissão dos impulsos nervosos. O vago ventral é especialmente mielinizado, ao contrário do vago dorsal. Isso significa que o vago ventral é mais eficiente em transmitir informações do cérebro para o corpo. O vago ventral mieliniza durante o último trimestre de gestação e continua durante o primeiro ano de vida. Isso é importante para o desenvolvimento da capacidade de conexão social e de engajamento.

As propriedades emergentes são características que surgem de um sistema como um todo, mas não são observáveis em nenhum dos seus componentes individuais. No contexto do ramo parassimpático, as propriedades emergentes são os comportamentos e histórias que são baseados em cada estado. Quando estamos em um estado de conexão social, temos acesso a sensações corporais, pensamentos, sentimentos, comportamentos e crenças que não estão disponíveis quando estamos em um estado de proteção. A conexão social atua como um estado de saúde e restauração. Em um estado de proteção, o único objetivo é a sobrevivência. As respostas adaptativas de sobrevivência fecham o sistema à conexão e à mudança. A partir de um estado de conexão, saúde, crescimento e restauração são possíveis.

Quadro 4 — Sistema nervoso autônomo e suas ramificações parassimpáticas e simpáticas

Parassimpático	Simpático
Contrai a pupila	Dilata a pupila
Estimula a salivação	Inibe a salivação
Reduz os batimentos cardíacos	Acelera os batimentos cardíacos
Contrai os brônquios	Relaxa os brônquios
Estimula a atividade do estômago e do pâncreas	Inibe a atividade do estômago e do pâncreas
Estimula a vesícula biliar	Estimula a liberação de glicose pelo fígado
—	Estimula a produção de adrenalina e noradrenalina
Contrai a bexiga	Relaxa a bexiga
Promove a ereção	Promove a ejaculação

Deb Dana (2023) nos ensina que a teoria polivagal tem três princípios organizadores:

- **Hierarquia autônoma**: o sistema vagal ventral é o mais dominante e, quando ativado, promove segurança e conexão. O sistema simpático e o sistema vagal dorsal são menos dominantes e ativados em situações de perigo ou ameaça.

- **Neurocepção**: o SNA está constantemente monitorando o ambiente interno e externo em busca de sinais de perigo ou segurança.
- **Corregulação**: a capacidade de regular o SNA é essencial para o bem-estar. A corregulação pode ser alcançada por meio de interações sociais positivas, como o contato físico, o toque e a fala compassiva.

A teoria polivagal tem implicações importantes para a terapia. Os terapeutas precisam estar atentos ao estado autônomo de seus pacientes, pois isso pode influenciar a capacidade deles de entrar no processo terapêutico. Quando um paciente está em um estado de ativação vagal dorsal ou simpática, ele pode ter dificuldade de se concentrar, se lembrar de informações ou se envolver em uma conversa significativa. O terapeuta pode ajudar o paciente a regular seu SNA por meio de técnicas de corregulação.

Exemplos de como os princípios organizadores da teoria polivagal podem ser aplicados na terapia:

- Um paciente que está em um estado de ativação vagal dorsal pode se sentir congelado ou imobilizado. O terapeuta pode ajudar o paciente a se sentir mais seguro e conectado por meio de técnicas como respiração profunda, toque terapêutico e *grounding*.
- Um paciente que está em um estado de ativação simpática pode se sentir ansioso ou com medo. O terapeuta pode ajudar o paciente a se sentir mais calmo e seguro por meio, dentre outras, de técnicas de relaxamento, como respiração profunda ou meditação e psicodrama interno.
- Um paciente que está em um estado de ativação vagal ventral pode se sentir seguro e conectado. O terapeuta pode ajudar o paciente a explorar e integrar experiências positivas por meio da dramatização ou arteterapia e psicodrama interno.

A IMPORTÂNCIA DA NEUROPERCEPÇÃO

Stephen Porges (2022a), criador da teoria polivagal, descreve a neuropercepção como um radar que antecede o pensamento. Trata-se de uma

Trauma e memória traumática

reação meramente orgânica, uma antena que percebe a iminência do perigo, algo como uma intuição:

> Neurocepção é o processo pelo qual o sistema nervoso avalia o risco sem exigir consciência. Esse processo automático envolve áreas do cérebro que avaliam sinais de segurança, perigo e ameaça à vida. Uma vez detectados por meio da neurocepção, o estado fisiológico muda automaticamente para otimizar a sobrevivência. Embora geralmente não estejamos cientes dos sinais que desencadeiam a neurocepção, tendemos a estar cientes da mudança fisiológica (ou seja, intercepção). [...] A neurocepção nem sempre é precisa. Quando defeituosa pode detectar riscos inexistentes ou identificar sinais de segurança quando há risco. (p. 43)

O que acontece com pessoas traumatizadas? O que vivenciamos na pandemia? Temos uma variável comum: mesmo vacinados, podemos pegar covid-19. Significa que eu não desligo, que a minha neuropercepção está cronicamente ligada. Uma metáfora da neuropercepção é o *dimmer*, instrumento eletrônico que faz a luz diminuir aos poucos, usado, sobretudo, em quarto de criança, para não ficar totalmente escuro nem claro. Com a neurocepção imprecisa, *o dimmer não vai a zero*. No caso da pandemia, vivíamos com um *dimmer* acima de zero — um pouco mais para uns, um pouco menos para outros. Por quê? Por conta da variável comum citada anteriormente. E o que acontece no aqui e agora com a pessoa traumatizada? Não há perigo no contexto, mas ela está com a neuropercepção ligada cronicamente. Em termos práticos, o que isso significa? Ansiedade "cronificada", pânico, sintomas psicossomáticos: taquicardia, tensões musculares, muitos problemas de articulação. Porges (2022b, p. 30-31) revela que "a neurocepção incorreta, ou seja, uma avaliação imprecisa de segurança e perigo, pode contribuir para a reatividade fisiológica desadaptativa e a expressão de comportamentos defensivos associados a disfunções psiquiátricas específicas".

Podemos comparar o que vimos anteriormente com o conceito de *si mesmo psicológico* continuamente expandido, de Rojas-Bermúdez (1997), que pode ser visto na figura 4. O círculo pontilhado vai e vem, indicando o sistema nervoso central, o estado de alarme. Quando eu estiver muito tenso, o meu si mesmo psicológico estará lá em cima. Vai além dos papéis sociais. O que significa isso? Eu, professor, com a "neuropercepção automaticamente ligada", fico com o meu si mesmo psicológico dilatado e não conseguiria objetivar o papel de professor e nenhum outro papel social. Esse papel estaria ativo e completamente disfuncional, porque o estado de alarme não me deixaria jogar o papel de professor. Neuropercepção e o si mesmo psicológico, a meu ver, têm uma correlação muito grande. Com a neuropercepção ligada, em grau elevado, eu não consigo objetivar meus papéis sociais. Falando na linguagem de Rojas-Bermúdez, com o si mesmo psicológico continuamente expandido por conta da minha neuropercepção crônica ligada, eu não consigo objetivar nenhum papel social. É evidente que estamos falando de uma situação drástica, mas com certeza o papel social em ação iria funcionar totalmente contaminado.

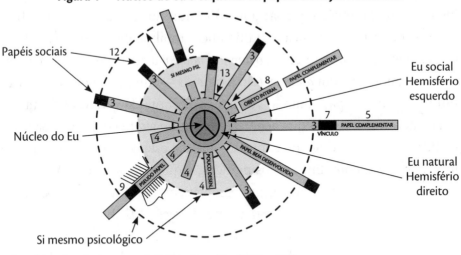

Figura 4 — Núcleo do eu o esquema de papéis de Rojas-Bermúdez

Fonte: elaborada pelo autor a partir de Rojas-Bermúdez (1997, p. 348).

Em situações de trauma, temos a produção de um alto nível de cortisol, um hormônio associado ao estresse, podendo afetar o funcionamento dos hemisférios cerebrais, sobretudo o esquerdo. O cortisol, liberado pela glândula adrenal em resposta ao estresse, pode impactar o funcionamento cerebral de várias maneiras. Um alto nível de cortisol pode levar a uma diminuição da atividade do hemisfério esquerdo do cérebro, que está associada a funções como a linguagem, a narrativa verbal e a habilidade de expressão de experiências emocionais de forma articulada. A proteção do hemisfério esquerdo pode dificultar a capacidade do hipocampo de traduzir a experiência traumática em narrativas verbais coerentes e integradas. Isso ocorre porque o cortisol, em excesso, pode interferir na formação de memórias claras e consistentes, dificultando a expressão verbal das emoções e detalhes associados ao trauma.

Estudos da neurociência dos traumas psíquicos enfatizam a importância do hemisfério cerebral direito como uma via de acesso para a cura, devido à não codificação da memória linguística, restando o registro da memória de imagens e sensações (figura 5). Volto a dizer: em situações de trauma, situações de vivências com grande intensidade emocional, é preciso prestar atenção à sensopercepção corporal, porque as cenas traumáticas não vão ser traduzidas precisamente em narrativa. Essa é a ideia. A narrativa é totalmente prejudicada quando o nível de cortisol está elevado, quando o cliente viveu uma situação de trauma.

Allan Schore (2022), em suas pesquisas, afirma que o hemisfério cerebral direito desempenha um papel fundamental na cura do trauma. Ele é responsável pela regulação das emoções, do processamento da informação social e da empatia. É responsável também pelo processamento da informação não verbal, como expressões faciais, linguagem corporal e tom de voz. Assim como Porges, acredita que a cura do trauma pode ser facilitada através de relacionamentos saudáveis. Quando nos sentimos seguros e apoiados, nosso hemisfério cerebral direito é ativado e podemos começar a processar nossas experiências traumáticas. Relações saudáveis podem incluir relacionamentos com amigos, familiares, terapeutas ou outras pessoas significativas. Schore (2022) afirma que o hemisfério direito desempenha um papel fundamental no processamento e na regulação das emoções, sobretudo em relação às experiências traumáticas. Suas razões e motivos incluem os seguintes pontos:

- **Processamento emocional**: experiências traumáticas frequentemente envolvem emoções intensas e perturbadoras. A ativação e regulação do hemisfério direito podem auxiliar na integração e processamento dessas emoções, ajudando a reduzir a carga emocional associada ao trauma.
- **Comunicação inter-hemisférica**: ao ativar e regular o hemisfério direito, é possível facilitar a integração das experiências emocionais, permitindo uma melhor comunicação entre os dois hemisférios.
- **Regulação do sistema nervoso autônomo**: o hemisfério direito também está envolvido na regulação do sistema nervoso autônomo, que desempenha um papel importante na resposta ao estresse, promovendo a sensação de segurança e calma, o que é essencial para lidar com o trauma.
- **Desenvolvimento e plasticidade cerebral**: Schore (2022) enfatiza que a ativação e a regulação do hemisfério direito são especialmente relevantes em períodos sensíveis de desenvolvimento, como a infância. Nesses avanços, o cérebro é mais plástico e adaptável a mudanças.

Figura 5 — Hemisférios cerebrais e suas funções

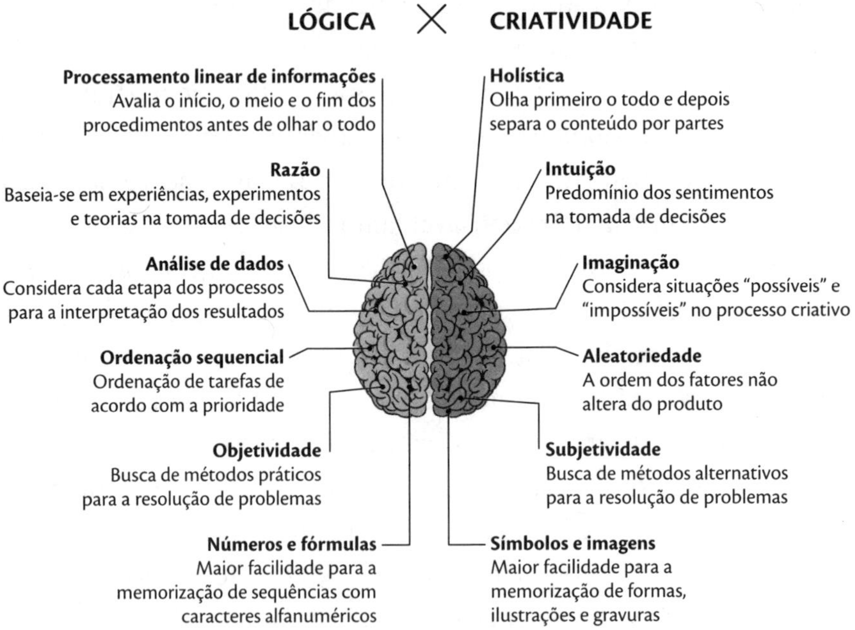

LÓGICA ✕ CRIATIVIDADE

Processamento linear de informações
Avalia o início, o meio e o fim dos procedimentos antes de olhar o todo

Holística
Olha primeiro o todo e depois separa o conteúdo por partes

Razão
Baseia-se em experiências, experimentos e teorias na tomada de decisões

Intuição
Predomínio dos sentimentos na tomada de decisões

Análise de dados
Considera cada etapa dos processos para a interpretação dos resultados

Imaginação
Considera situações "possíveis" e "impossíveis" no processo criativo

Ordenação sequencial
Ordenação de tarefas de acordo com a prioridade

Aleatoriedade
A ordem dos fatores não altera do produto

Objetividade
Busca de métodos práticos para a resolução de problemas

Subjetividade
Busca de métodos alternativos para a resolução de problemas

Números e fórmulas
Maior facilidade para a memorização de sequências com caracteres alfanuméricos

Símbolos e imagens
Maior facilidade para a memorização de formas, ilustrações e gravuras

Fonte: extraída de: https://blog.netscandigital.com/artigos/os-dois-lados-do-cerebro/. Acesso em: 3 jul. 2024.

Trauma e memória traumática

Ao trabalhar na regulação diretamente durante esses momentos, é possível influenciar especificamente a capacidade de lidar com o trauma ao longo da vida.

[...] apenas uma abordagem terapêutica do cérebro direito e não do lado esquerdo pode mudar a autoimagem inconsciente do paciente e o modelo de apego de funcionamento interno inconsciente. Em aplicações clínicas recentes da teoria da regulação, concentrei-me nos transtornos do espectro autista, na psicoterapia de grupo, no trabalho com dissociação patológica e nas regressões terapêuticas mútuas em reconstituições de traumas de apego precoce. E assim continuo a explorar o papel crítico dos processos emocionais e relacionais do lado direito do cérebro na psicoterapia e na psicanálise, afirmando que *o lado direito do cérebro é dominante na redução dos sintomas a curto prazo e na psicoterapia profunda promotora do crescimento a longo prazo.* (Schore, 2022, p. 10, grifos meus)

MEMÓRIA TRAUMÁTICA

As memórias traumáticas podem ser muito difíceis de esquecer. Isso ocorre porque elas são armazenadas de forma diferente das memórias normais, em uma rede de regiões do cérebro.

As memórias normais são armazenadas no hipocampo, no córtex cerebral, que é a camada externa do cérebro responsável por uma variedade de funções cognitivas, incluindo a memória, e, no sistema límbico, que é uma rede de estruturas cerebrais envolvida no processamento de emoções, incluindo memórias emocionais.

Aqui estão alguns detalhes sobre como cada uma dessas regiões está envolvida no armazenamento de memórias traumáticas:

- **Hipocampo:** responsável por codificar novas memórias, incluindo as traumáticas. Quando uma pessoa experimenta um evento traumático, o hipocampo se ativa e forma uma representação neural da memória. Essa representação neural é, então, armazenada no hipocampo.

- **Amígdala:** responsável pelo processamento de emoções, incluindo medo e ansiedade. Quando uma pessoa experimenta um evento traumático, a amígdala é ativada e libera hormônios do estresse, como o cortisol, que podem fortalecer a memória do evento traumático.
- **Córtex pré-frontal:** responsável pela regulação das emoções e pela tomada de decisões. Quando o córtex pré-frontal está funcionando corretamente, ele pode ajudar a processar e integrar as memórias traumáticas de uma forma saudável. No entanto, quando está danificado ou prejudicado, pode dificultar a lida com as memórias traumáticas.

Quando um indivíduo experimenta um evento traumático, o hipocampo e a amígdala são ativados de forma exagerada (figura 6). Isso pode levar à formação de memórias traumáticas vívidas, emocionalmente intensas e difíceis de esquecer. Além dessas regiões específicas, as memórias traumáticas também podem ser armazenadas em outras partes do cérebro, incluindo o córtex sensorial, o córtex motor e o sistema límbico.

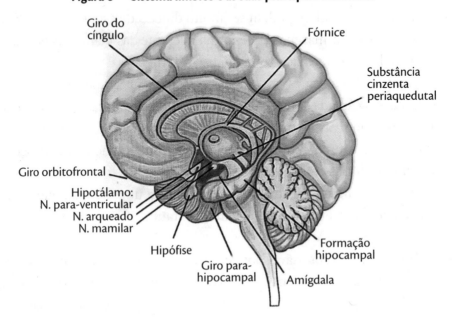

Figura 6 — Sistema límbico e as suas principais estruturas

Fonte: Lent (2008, p. 229).

Trauma e memória traumática

Não há um padrão único de mudanças que ocorrem no cérebro após o trauma. O trauma pode afetar o cérebro de maneiras diferentes em cada pessoa. No entanto, estudos mostram que ele pode causar mudanças significativas nas estruturas cerebrais, sobretudo na amígdala e no hipocampo.

Essas mudanças podem levar a uma variedade de problemas de saúde mental, como o TEPT, a ansiedade e a depressão. Assim, vejamos:

- **Amígdala hiperativa**: a amígdala desempenha um papel central na resposta ao medo e à emoção. Em casos de trauma, ela pode se tornar mais sensível e hiperativa, provocada em uma resposta de medo exagerada a estímulos que normalmente não seriam considerados ameaçadores. Isso pode levar a sintomas de ansiedade, medo e raiva, hipervigilância e respostas de luta ou fuga mais intensas.
- **Hipocampo reduzido**: o hipocampo é uma estrutura do cérebro envolvida na formação e na recuperação de memórias. O trauma também pode danificar o hipocampo, o que pode dificultar a formação de novas memórias e a recuperação de memórias antigas.
- **Plasticidade neural disrupta**: a plasticidade neural se refere à capacidade do cérebro de se adaptar e reorganizar.
- **Regulação emocional comprometida**: a interação entre a amígdala e o hipocampo é crucial para regular as emoções e o estresse. As condições nessas estruturas podem resultar em dificuldades na regulação emocional, levando a estados de ansiedade.
- **Desregulação do eixo hipotálamo-hipófise-adrenal** (HPA): constitui uma resposta complexa a situações de estresse emocional, como traumas severos. O HPA é uma parte fundamental do sistema de resposta ao estresse do corpo, desempenhando um papel na liberação de hormônios, como o cortisol, que prepara o corpo para lidar com desafios. No entanto, quando ocorre um trauma, sobretudo se recorrente ou prolongado, o sistema HPA pode se tornar hiperativo ou desregulado, podendo resultar em níveis persistentemente elevados de cortisol e outros hormônios do estresse circulando no corpo. Essa desregulação pode ter várias consequências negativas para a saúde mental e física.

- **Dano ao córtex pré-frontal**: o córtex pré-frontal pode ser danificado, o que pode dificultar o pensamento crítico e a tomada de decisões.
- **Hiperativação do sistema límbico**: o sistema límbico pode ser hiperativado, o que pode levar a sintomas de ansiedade e depressão.

As memórias traumáticas também podem ser armazenadas no corpo, não apenas na mente. Isso significa que as pessoas podem experimentar sintomas físicos, como dor, quando se lembram de um evento traumático. Os sintomas físicos podem ser causados pelo sistema nervoso autônomo, responsável pela resposta de luta ou fuga. Quando o sistema nervoso simpático é ativado, pode levar a uma série de sintomas como dor, sudorese, tremores e batimentos cardíacos acelerados. Esses sintomas físicos podem ser causados pelo aumento dos hormônios do estresse, como o cortisol e a adrenalina, que causam uma série de mudanças no corpo, como aumento da frequência cardíaca, da pressão arterial e respiração acelerada. Quando o sistema nervoso parassimpático é ativado, o corpo libera hormônios como a acetilcolina. Esses hormônios causam uma série de mudanças no corpo, como diminuição da frequência cardíaca e da pressão arterial e respiração tranquila.

Bessel van der Kolk (2020) discute que as memórias traumáticas são armazenadas diferentemente de outras memórias, comumente revividas como *flashbacks*. Essas memórias, segundo ele, ficam retidas no sistema límbico, registradas como experiências vivas e intensas, e não são integradas adequadamente na memória consciente. Isso pode fazer que os indivíduos revivam os traumas no presente, causando sintomas de *flashback*. O autor também aborda como o trauma pode alterar o processamento de informações sensoriais, exacerbando a resposta a estímulos relacionados ao trauma original.

Peter Levine (2023) nos ensina que as memórias traumáticas são diferentes de memórias comuns. Elas não são narrativas coerentes, mas fragmentos intrusivos de sensações, emoções, imagens, cheiros, gostos ou pensamentos, causando sofrimento. Levine traz um exemplo de memória traumática que é o de um motorista que sobreviveu a um acidente de carro.

Trauma e memória traumática

Ele pode sentir um coração acelerado, um terror urgente e uma necessidade desesperada de escapar quando sente o cheiro de gasolina. Esses fragmentos não podem ser lembrados no sentido narrativo, mas são perpetuamente revividos como invasões ou sintomas físicos. O autor nos ensina também que as memórias traumáticas podem assumir a forma de "explosões" inconscientes, como "acidentes" repetidos ou exposição a situações perigosas. Um exemplo é o de uma profissional do sexo que, tendo sido abusada quando criança, agora busca relacionamentos com homens violentos ou pratica sexo desprotegido. Memórias traumáticas são um pesadelo sem fim, que causa tormentos insuportáveis e obsessões e compulsões. Indivíduos traumatizados paralisam suas vidas até que sejam capazes de processar essas memórias e criar uma narrativa coerente. Essa conclusão restaura a continuidade entre o passado e o futuro e dá origem à perseverança.

Além das ideias de Bessel van der Kolk e Peter Levine, Daniel Siegel também contribuiu significativamente para a compreensão do trauma. Siegel (2016) argumenta que o trauma não é apenas uma experiência psicológica, mas também biológica, podendo ter um impacto profundo no sistema nervoso, no corpo e na mente. Ele desenvolveu uma abordagem chamada neurobiologia interpessoal para o tratamento do trauma, que se baseia na ideia de que o trauma pode ser curado por meio da conexão e da relação. Siegel acredita que a conexão com os outros pode ajudar as pessoas a se sentirem seguras e amadas, e que isso pode facilitar o processo de cura.

4. DIRECIONADORES DE MANEJO DO PSICODRAMA INTERNO

Olhar, janela aberta,
Em silêncio, fala,
Alma que se liberta.

Trauma, sombra escura,
No silêncio, ecoa,
Luz da manhã cura.

Este capítulo apresenta o relato de experiência prática em ambiente de sala clínica a partir da observação das intervenções com o psicodrama interno. Essas intervenções foram efetuadas com clientes que apresentavam demandas relacionadas a situações traumáticas, e os manejos em todos eles foram realizados conforme os direcionadores objetos de um artigo de minha autoria. Foram recortados exemplos de manejo em clientes distintos que serão descritos posteriormente. Os registros do manejo foram feitos em notas ou gravações de minhas observações durante as intervenções e em notas da observação dos resultados finais destas.

Em determinada etapa da intervenção com o psicodrama interno, *o manejo também é muito similar à terapia somática (Somatic Experience) e ao Brainspotting*, técnicas recentes de intervenção neurológica voltadas ao cérebro. Dependendo do caso, utiliza-se o psicodrama interno, integrando-o também com essas técnicas. Chamo de direcionadores porque não se trata de protocolo rígido a ser seguido, e sim de uma direção geral, utilizada com muita frequência e fundamentada tecnicamente, em geral com excelentes resultados em minha prática clínica e de alguns supervisionados. A figura 7, a seguir, apresenta a sequência sugerida de manejo do psicodrama interno em situações de traumas, que serão detalhadas posteriormente.

Figura 7 — Manejo do psicodrama interno em situações de traumas

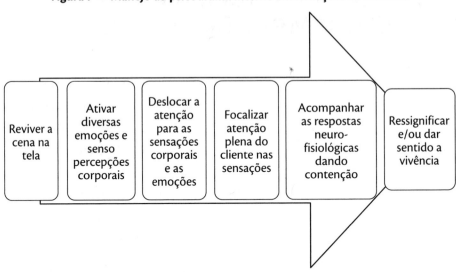

Fonte: elaborada pelo autor.

EXEMPLOS DE MANEJO CLÍNICO

A seguir, são apresentados quatro exemplos de manejo para descrever o diálogo entre terapeuta e paciente, sendo, na medida do possível, descritas as reações. São recortes que incluem minhas consignas como terapeuta e as respectivas respostas dos clientes, bem como alguns comentários sobre o ocorrido. Ressalto que a comunicação corporal (expressão) e a entonação da voz do terapeuta têm que ser compatíveis com o momento de contenção e suporte, de modo que o paciente se sinta amparado e referenciado para vivenciar o que está se passando em seu corpo.

Exemplo 1

CLIENTE M, 40 anos. Após a quinta sessão, faz contato com sua criança de 8 anos "supertraquinas" (como ele se autorrefere), que apanha injustamente da mãe por ela achar que ele tinha batido no coleguinha vizinho. Apesar de ele insistir que não tinha sido ele, a mãe o castiga com uma surra, por seu histórico. Ser surrado sistematicamente pela mãe é o tema central no desenvolvimento infantil de M.

Direcionadores de manejo do psicodrama interno

GEORGES: Percebo que você se deu conta de como sua criança suportou esses momentos. Hoje você está aqui comigo e o que está sentindo agora vem de outro lugar, de outro momento. Vamos ver essa história de outra forma?

M: Sim… Vamos… sim…

GEORGES: Feche os olhos e siga o que vou solicitar. Procure respirar lentamente, focalizando sua atenção na respiração, no ar que entra e no ar que sai… Imagine agora que você está num cinema assistindo a um filme… Veja na tela do cinema a cena que você vai construir com início, meio e fim. É a cena que você me contou de sua mãe te castigando. Depois de montar essa cena, assista-a toda e no final volte para o começo e assista-a novamente várias vezes.

GEORGES: (após alguns minutos) Percebo lágrimas em seus olhos, me conte o que está acontecendo, o que está vendo na cena.

M: Eu a vejo comentando logo que cheguei em casa. Era de manhã e ela me chamou logo que entrei no portão. Ela já está com o cinto na mão. Era comum ela estar com o cinto na mão me esperando. Já era um comportamento previsível junto com aquela entonação da voz. Eu aceitava apanhar, pois já era tão costumeiro, era totalmente previsível, e ela sempre me levava para o quarto dela. Ela ficava de costas para a porta para impedir que eu saísse. Falava alguma coisa quando me batia. Não me lembro claramente. E quando apanhava, nesse caso, dizia para ela que não tinha sido eu, não tinha sido eu. Eu não tinha batido em ninguém. Era mentira, mas ela não acreditava nisso pelo meu histórico e me batia sem piedade.

GEORGES: O que acontece em seu corpo quando você vê e me fala sobre essa cena?

M: Sinto um formigamento intenso…

GEORGES: Em que parte do corpo você sente esse formigamento?

M: Sinto nas mãos e nos pés, sinto também um aperto no peito.

COMENTÁRIO: como M percebe as sensopercepções corporais, abandono a imagem da cena matriz e manejo focalizando nas sensações corporais.

Georges Salim Khouri

GEORGES: Qual dessas sensações se apresenta com mais intensidade e te incomoda mais?

M: O formigamento nas mãos... é muito...

COMENTÁRIO: o formigamento sinaliza o início de uma descarga parassimpática, possivelmente saindo da imobilidade tônica provocada pelo evento traumático. Isso fortalece a hipótese de seguir com o reprocessamento somático.

GEORGES: Focalize sua atenção plenamente nessa sensação de formigamento que você está sentindo nas mãos e esqueça o resto do corpo.

COMENTÁRIO: a intervenção é para encorajar M a sustentar o que está sentindo, dando continência e orientando-o para uma espécie de *mindfulness*.

M: O formigamento é muito forte... minhas mãos estão trêmulas...

GEORGES: Você percebe alguma parte de seu corpo mais organizada, mais firme?

M: Meus pés...

GEORGES: Ótimo... vamos agora deslocar sua atenção plenamente para os seus pés. Preste atenção em seus pés... na temperatura do chão, nos dedos tocando o chão, na sola dos pés tocando o chão, no calcanhar tocando o chão.

COMENTÁRIO: como M revelou muita intensidade e desconforto no formigamento, deslocamos a atenção para uma parte mais organizada de seu corpo — nesse caso, os pés. Essa intervenção é preventiva para não ultrapassar a janela de tolerância de M e garantir o reprocessamento no âmbito da sensopercepção corporal (sensoriomotor).

GEORGES: Continue focalizando em seus pés... Agora vamos retornar para aquela sensação que estava no peito; um aperto no peito... Foi isso mesmo?

M: Sim, um aperto no peito... mas... agora está mais tranquilo...

GEORGES: Que local precisamente no peito, qual o tamanho, tem cor...? Focalize no que acontece no peito e esqueça o resto do corpo.

COMENTÁRIO SOBRE O MANEJO

O manejo aqui é o mesmo da terapia *Somatic Experience* de Peter Levine, em que buscamos alternar a atenção plena entre estados organizados e desorganizados no corpo (sensações, imagens, emoções relacionadas ao evento traumático). Essa alternância possibilita a autorregulação que restaura a resiliência do sistema. Uma vez que as sensopercepções incômodas se findaram, revelando sinais de autorregulação, retomei a cena matriz solicitando a M "rever o filme", agora em outro estado emocional. O objetivo então era buscar o reprocessamento cognitivo e a ressignificação. Esse manejo favorece a ativação do córtex órbito-frontal, responsável pela capacidade de auto-observação do indivíduo, em que ele pode ver e acolher sua criança sofrida. M foi capaz de ressignificar a cena vivida e saiu da sessão tranquilo e equilibrado, verbalizando sobre seu estado de bem-estar.

Exemplo 2

Quarta sessão da cliente A, executiva de 55 anos, aposentada após ser destituída abruptamente do cargo.

A: Foi uma semana com muitas reflexões, principalmente lembranças de quando estava no limbo há seis anos, quando me tiraram do meu cargo de executiva de maneira brutal e nem consideraram minha história na empresa.

GEORGES: Proponho vermos isso de outra forma. O que você acha?

A: Pode ser. Isso já está resolvido para mim, mas podemos rever, porque me veio uma lembrança durante a semana.

GEORGES: Sente-se de forma confortável na poltrona e faça uma respiração inspirando pelo nariz e expirando pela boca, soltando todo o ar, inclusive o ar residual.

Imagine que você está num cinema sentada numa poltrona. Na tela desse cinema, está passando um filme com essas cenas que você viveu no passado, quando você estava no limbo. Reveja essa cena com início, meio e fim. Procure ver toda a cena sem julgar nada. É como se estivesse vendo você mesma na cena e tudo que está acontecendo sem julgamento. Veja várias vezes.

Agora conte para mim o que você está vendo...

A: Estou chegando na empresa e já tinha tomado todas as providências para sair da sala da pessoa que me substituiria. Peguei o *notebook*, o celular, a chave da sala e fui encontrar com o superintendente na sala dele. Já tinha passado tudo para meu substituto e fui entregar para o superintendente o restante das coisas. Ele achou muito rápido, não havia pendências. Agora eu não tinha um papel na organização, e ele não tinha definido ainda o que eu faria. Ele me pediu para procurar um colega, mas fui ao banheiro porque não tinha lugar para me sentar.

GEORGES: Fique aí nessa cena, você saindo em direção ao banheiro. O que acontece em seu corpo agora?

A: Sinto uma tristeza imensa... uma vontade de chorar...

GEORGES: Onde você percebe essa tristeza em seu corpo?

A: No peito... Ai... É aqui, bem no centro...

GEORGES: Você percebe o tamanho e a forma como essa tristeza se manifesta?

A: Sinto como se fosse uma pressão no peito... Não é um aperto... é uma coisa que vem empurrando no peito, pressionando...

GEORGES: Sustenta um pouco essa tristeza, essa dor... Sente alguma coisa a mais em seu corpo além disso?

A: Não... só essa dor insuportável e profunda...

GEORGES: Você percebe alguma parte de seu corpo aqui e agora, nesse momento, mais firme e mais organizada?

A: Não consigo perceber nada... está tudo desorganizado... eu acho...

GEORGES: Volte sua atenção novamente para o peito... Lentamente, coloque sua mão direita no peito e faça uma massagem circular bem leve.

Direcionadores de manejo do psicodrama interno

Procure fixar sua mão no peito e mantenha atenção plena nos pés, esquecendo o resto do corpo. Fique com sua respiração e com a atenção plena nos pés e esqueça o resto do corpo... sempre respirando.

A: (cerca de quatro minutos depois) Sinto minhas pernas mais firmes agora...

GEORGES: Sempre respirando, focalize sua atenção plenamente nas pernas...

A: Me sinto melhor... o peito aliviado... bem tranquilo... relaxado... Ahhhh! (Faz um suspiro profundo, abrindo a respiração peitoral)

COMENTÁRIO: nesse momento, manejei alternando a atenção plena entre estados organizados e desorganizados do corpo de A.

A: Estou melhor...

GEORGES: Ótimo! Gostaria que você voltasse novamente para o cinema e para o filme. Vamos ver essa cena de novo.

A: Está bem... já estou vendo...

GEORGES: Revendo essa cena, me diga se você faria diferente, ou poderia ser diferente. Veja e depois me conte.

A: Eu faria diferente, sim.

GEORGES: Conte, então, para mim como seria essa cena agora.

A: Eu ia chegar, mas não ia entregar o cargo logo nesse mesmo dia. Ia conversar com o novo superintendente, ia ver se já tinha um espaço para mim e ia pedir para ficar em minha antiga sala antes de ser gestora. Fazer isso era mais confortável do que não ter sala. Meu Deus... eu me humilhei e me submeti a isso sozinha, por minha arrogância provoquei minha humilhação... que dor... (A começa a se ativar novamente).

GEORGES: Você sabe que podia fazer diferente hoje, mas naquele momento, há seis anos, era a forma como você podia lidar com essa dor. Seja compassiva com você mesma. Acolha você mesma.

A: Como é difícil aceitar isso... ai, que tristeza... meu peito voltou a pressionar... menos... mas voltou...

Georges Salim Khouri

GEORGES: Vamos rever a cena original sem julgar nada. Não tem que julgar, continue respirando. Seja compassiva consigo mesma. Volte a passar sua mão no peito. Volte a focalizar sua atenção plenamente aí no peito, ter um foco de atenção só nessa região. Agora vamos expandir e suportar esse resto de tristeza que ficou ainda. Procure expandir essa emoção ancorada no peito para o corpo todo. Você consegue?

A: Acho que sim… vou tentar.

GEORGES: Estou aqui com você. Procure expandir essa emoção de tristeza do peito para seus braços, pescoço, cabeça, costas, barriga, genitália, pernas e pés.

A: Difícil… nem sei se estou fazendo certo…

GEORGES: Siga com isso como você pode. Estou aqui com você… não tem nada que segurar… suporte isso… tolere essa emoção… o que acontece?

A: É uma tristeza que dói… (lágrimas caem).

COMENTÁRIO: em geral, procuro manejar as emoções quando ela aflora após o processamento sensoriomotor (sensopercepção corporal). Oriento o paciente a expandir as emoções por meio da fisiologia envolvida em direção a áreas do entorno e adjacentes ao ponto focal da emoção (Selvam e Sweezy, 2018), mas deixo também a consigna de ir mais além na direção das extremidades mais distais, principalmente os pés. Ao iniciar o manejo de expansão da emoção, evito alternar com o rastreamento da sensação no corpo, procurando separar bem o que é da ordem da sensopercepção e o que é da emoção, seguindo e mapeando o paciente na capacidade de tolerar e suportar essa expansão.

GEORGES: Preste atenção nessa expansão da emoção. Estou vendo uma lágrima ali no cantinho do olho… deixe ela descer.

A: Só consegui chegar nas pernas…

GEORGES: Sem problemas. Suporte mais um pouco essa emoção. Deixe essa lágrima cair. Focalize sua atenção na respiração, no ar que entra e no ar que sai. Destrave um pouco a boca, deixe o ar entrar.

A: Meu corpo está um pouco melhor… me sinto mais leve…

Direcionadores de manejo do psicodrama interno

GEORGES: Preste atenção agora em suas mãos pousadas na almofada e perceba a textura da almofada, fique com sua respiração e com sua atenção nas mãos... É isso aí... O que passa agora no corpo?

A: Ah, é uma sensação de conforto... gostosa. O aperto no peito melhorou, mas a sensação ainda está aí, sutil... Aparece com uma cor vermelha; é um ponto escondido, mas ainda tem pressão.

GEORGES: Procure expandir a cor vermelha dessa emoção para os braços, os ombros, em direção ao pescoço, e mantenha sua atenção nessa expansão, sempre respirando.

A: Percebi que não é pressão, é um pequeno desconforto abaixo do umbigo. Suportável, é algo que estica e pressiona e que passa levemente.

GEORGES: Focalize um pouco a atenção nessa sensação e acompanhe o ar que entra e o ar que sai. Esqueça o resto do corpo até o resto da sensação desaparecer...

A: Estou bem! (surpresa) Não sinto mais nada... O que aconteceu? Estou tão leve...

COMENTÁRIO SOBRE A SESSÃO

A paciente imaginava no início da sessão que a questão de sua exoneração do cargo de executiva estava resolvida. Com o psicodrama interno, ela se deu conta de que esse registro sedimentado nas profundezas das regiões subcorticais ainda estava vivo, provocando momentos de muita tristeza ancorada no corpo, como sensações de pressão no peito. Além disso, pôde acolher sua forma e a falta de recursos emocionais ao lidar com essa situação traumática para ela na época, mostrando uma atitude compassiva consigo mesma, que foi libertadora.

Exemplo 3

J. L. tem 45 anos. Seu pai, deprimido e alcoólatra, morreu quando ele tinha 8 anos. Desenvolveu uma relação simbiótica com a mãe supercontroladora e morou com ela até a vida adulta. A mãe, após uma doença grave, morreu dramaticamente nos braços dele, após esforço de reanimação com

Georges Salim Khouri

respiração boca a boca. A perda da mãe trouxe muita culpa por não ter conseguido salvá-la e ao mesmo tempo por se sentir aliviado com a partida dela. Deprimiu-se, desenvolveu pânico, fibromialgia e desequilíbrio hormonal com baixa de libido. Hoje, após 12 anos, lembrar a cena da morte da mãe ativa culpa e dores no corpo todo. Após algumas sessões, ele se dá conta de que desenvolveu papéis internos (partes) fragmentados que interagem entre si, trazendo muita tensão. Utilizei, inicialmente, a construção de imagem com tecidos (CIT)[7] para que ele tomasse consciência dessas partes (figura 8), bem como, depois das sessões de psicodrama interno, buscar consolidar a ressignificação. Na sessão com CIT, ele plasmou no tablado três partes internas e as relações entre elas, que denominou *J. L. normal, J. L. minha mãe* e *J. L. travado.*

Cada parte é um registro na memória de subpersonalidades formadas em determinado período de desenvolvimento. O *J. L. normal*, que representa a alegria e o prazer de viver, encontra-se tamponado ou reprimido pelo *J. L. minha mãe*, que exerce forte influência no *J. L. travado,* que é o J. L. de hoje. A parte *J. L. minha mãe* é muito viva e tem muita força de influência no sistema interno, pois recebeu e sedimentou as crenças e o moral da mãe. Para iluminar a dinâmica da relação desse sistema de papéis internos, foram utilizados também solilóquios das partes, duplos e inversão de papéis. Em outra sessão, retomamos com o psicodrama interno, que foi fundamental para ele "exorcizar" essa mãe interna que estava travando sua vida. No PI, evocamos cada parte e reprocessamos as respectivas cenas traumáticas de cada período utilizando o *Brainspotting* de cada parte, culminando com a cena dele chamando o pai para esclarecer que, como a mãe morreu, é o pai que vai cuidar dela, pois J. L. necessita seguir com sua vida sem travas. Essa sessão foi muito intensa e libertadora para o paciente, que tomou consciência de quão vivas nele mesmo essas partes estavam e, muitas vezes, quanto elas dominavam sua forma de se relacionar com as pessoas de sua vida social.

---

7. Técnica elaborada por Rojas-Bermúdez. Para aprofundamento, veja o capítulo anterior sobre a técnica e, nas Referências, os livros: *Actualizaciones en sicodrama, imagen e acción en la teoría y la practica; Teoría y técnica psicodramáticas;* e *Psicodrama e neurociências — Contribuições para mudança terapêutica.*

Direcionadores de manejo do psicodrama interno

Figura 8 — Construção de imagem com tecidos das partes (papéis internos) reconhecidas pelo cliente J. L.

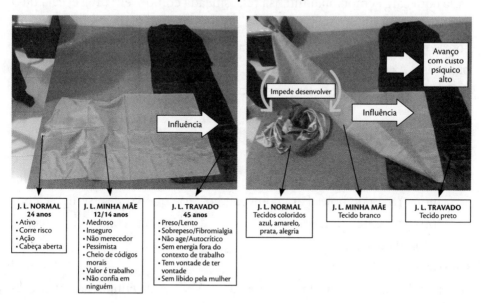

Fonte: registro do autor da imagem construída pelo cliente.

No psicodrama interno, os pacientes são, enfim, encorajados a expressar a sua angústia e seu descontentamento com o ambiente tóxico que viveu no passado em situações de apego inseguro ou em outros contextos, mobilizando sobretudo a emoção da raiva para tornar os esquemas egodistônicos. Aqui as técnicas clássicas do psicodrama devem ser utilizadas.

Exemplo 4

A seguir, apresentarei um descritivo de uma vivência andragógica realizada em curso que ministrei de forma *on-line* em 2021, com a participação de 20 psicodramatistas e psicólogos de diversas abordagens. Na gravação da aula, temos verbalizado pelo grupo o termo de livre consentimento para reprodução didática em vários canais educacionais, com o objetivo de focalizar o aprendizado de aspectos fundamentais do manejo clínico do PI. Os nomes dos participantes são fictícios.

Descrição da cena: Céu, a protagonista, vivenciou recentemente uma cena com carga emocional intensa (classificada como 7 em uma escala de 0 a 10). Na cena, ela se sente mal, com dor de cabeça, enjoo e medo de estar com covid. Ela vai para a emergência, recebe atendimento médico e volta para casa. A cena termina com Céu em casa, aliviada por não estar internada, mas ainda tensa por estar sozinha.

Resumo do diálogo:

1. Preparação e aquecimento:

GEORGES: Boa tarde, Céu. Obrigado por se voluntariar para a nossa demonstração de hoje. Para começar, gostaria que você se sentasse confortavelmente, com os pés no chão e as mãos nas coxas. Pode fechar os olhos se desejar.

CÉU: (fecha os olhos)

GEORGES: Imagine-se em um cinema vazio. Você está sentada em uma poltrona confortável, pronta para assistir a um filme. Esse filme é a cena que você mencionou anteriormente, a que te causou tanta perturbação. Gostaria que você visse esse filme na sua tela mental com início, meio e fim. Sempre que você chegar ao final, você retorna para o início e vai revendo a cena várias vezes, até eu intervir.

CÉU: (assente com a cabeça)

GEORGES: (depois de poucos minutos) Ok, agora me diga: o que você está vendo na tela?

CÉU: Eu estou em meu quarto, me arrumando para ir trabalhar. De repente, começo a me sentir muito mal. Dor de cabeça forte, náuseas, uma sensação de desmaio.

GEORGES: Observe com atenção as suas sensações nesse momento. O que você sente no seu corpo?

CÉU: Meu coração está batendo muito rápido, minhas mãos estão suando frio e sinto uma rigidez na nuca. Minha boca também está seca.

GEORGES: Percebe alguma parte do seu corpo mais tensa ou resistente?

CÉU: Acho que minhas pernas estão mais firmes, como se estivessem tentando me segurar.

Direcionadores de manejo do psicodrama interno

2. Exploração das sensopercepções corporais:

GEORGES: Agora, quero que você se concentre na sua respiração. Inspire e expire lentamente, focando no ar que entra e sai do seu corpo. Perceba a temperatura do ar e o movimento do seu diafragma.

CÉU: (respira profundamente)

GEORGES: Mantenha o foco na sua respiração e, ao mesmo tempo, desvie sua atenção para o seu pé direito. Perceba a temperatura do chão, o contato da sola do seu pé com o chão. Perceba se toda a sola está tocando o chão ou se há alguma parte que não toca.

CÉU: Toda a sola está tocando o chão.

GEORGES: Agora, desvie sua atenção para o seu coração. Como ele está batendo agora?

CÉU: Ainda está batendo forte, mas um pouco menos do que antes.

GEORGES: Observe as suas mãos. Como elas estão se sentindo?

CÉU: Estavam um pouco travadas, mas agora estão mais relaxadas.

GEORGES: Ótimo! Agora, desvie sua atenção para o seu pé esquerdo. Faça a mesma observação que você fez com o pé direito.

CÉU: (observa o pé esquerdo)

GEORGES: Volte para a sua respiração. Como ela está agora?

CÉU: Está mais calma e regular.

3. Intervenções e manejo

GEORGES: Perceba como a sua respiração está te ajudando a se acalmar. Agora, quero que você toque a região da nuca, onde você sente a rigidez. Faça uma leve massagem e movimente a cabeça um pouco. Isso vai ajudar a distensionar a musculatura.

CÉU: (massageia a nuca e move a cabeça)

GEORGES: Continue respirando profundamente e massageando a nuca. Imagine que você está jogando o ar para os pontos de tensão.

CÉU: (continua massageando a nuca)

GEORGES: Agora, quero que você coloque as mãos sobre as coxas. Faça um movimento bem leve da coxa para o joelho. Preste atenção na interface da sua mão com a coxa.

Georges Salim Khouri

CÉU: (faz o movimento)

GEORGES: Continue com o movimento e se concentre na sua respiração. Perceba como o movimento e a respiração estão te ajudando a relaxar.

CÉU: (continua com o movimento)

GEORGES: Vamos prosseguir com essa atenção focada. Agora, pense sobre como essa experiência de relaxamento e consciência corporal pode ser integrada ao seu dia a dia. Como você pode aplicar essa autorregulação em momentos de estresse ou ansiedade?

CÉU: Eu acho que posso tentar me concentrar na minha respiração e nas sensações do meu corpo para me acalmar.

GEORGES: Exatamente, Céu. Usar essas técnicas de atenção plena e respiração consciente pode te ajudar a gerenciar as emoções e sensações de forma mais efetiva. Agora, eu gostaria de abrir para perguntas de nossos colegas psicodramatistas e psicólogos presentes. Por favor, sintam-se à vontade para perguntar.

LUA: Estou curiosa, Céu, como você sentiu a diferença entre estar dentro da cena e observá-la como se fosse um filme? Isso mudou a intensidade das suas sensações?

CÉU: Sim, definitivamente. Observar a cena de fora me deu uma perspectiva diferente. Foi como se eu pudesse ver o problema sem estar completamente consumida por ele. Isso diminuiu a intensidade das minhas emoções.

GEORGES: Observar de fora, como espectador de sua própria experiência, é um elemento central do psicodrama, permitindo uma desidentificação que favorece a autorregulação e a ressignificação.

ED: Georges, como você decide quando é o momento certo para intervir e guiar o foco da Céu de suas sensações internas para uma percepção mais externa?

GEORGES: A decisão é baseada na observação cuidadosa e contínua. A intervenção é oportuna quando percebo que o cliente está se tornando muito absorvido pelas emoções ou sensações, o que pode levar a um aumento do estresse ou da ansiedade. O objetivo é manter a pessoa dentro de uma "janela de tolerância", na qual ela possa processar a experiência sem se sentir sobrecarregada.

JOSÉ: Georges, essa abordagem parece integrar elementos da *Somatic Experience*. Você pode falar mais sobre como combina essas técnicas com o psicodrama?

GEORGES: Certamente, José. O psicodrama e a *Somatic Experience* se complementam mutuamente. Enquanto o psicodrama permite a exploração e expressão de conflitos internos por meio do jogo de papéis e da dramatização, a *Somatic Experience* foca na percepção e regulação das respostas corporais. Integrar ambas as abordagens facilita uma compreensão mais profunda e uma resolução mais completa das questões psicológicas, permitindo uma catarse tanto emocional quanto somática.

DAN: E em relação à segurança do cliente durante essas sessões intensas, como você garante que não haja retraumatização?

GEORGES: É uma preocupação primordial, Dan. A segurança é assegurada mantendo a sessão dentro dos limites da janela de tolerância do cliente, usando a técnica de pendulação entre recursos e sensações desafiadoras, bem como estabelecendo um ambiente de confiança e suporte. Além disso, a autorregulação é enfatizada para empoderar o cliente, dando-lhe controle sobre a experiência e prevenindo a retraumatização.

COMENTÁRIOS DAS INTERVENÇÕES E MANEJO

Distanciamento e observação

Para iniciarmos o processo, utilizei a técnica de distanciamento, convidando Céu a se imaginar como espectadora da cena em um cinema. Essa estratégia permitiu que ela se afastasse da carga emocional e a observasse de uma perspectiva mais neutra, como se estivesse assistindo a um filme de sua própria vida.

Explorando as sensopercepções corporais

Após a descrição detalhada da cena, guiei Céu a um mergulho em suas sensações corporais no momento presente. Por meio de perguntas direcionadas, ela identificou taquicardia, sudorese nas mãos, rigidez na nuca e respiração curta. Essa exploração aprofundada a conectou com o impacto físico da cena, promovendo a autoconsciência e a compreensão de como suas emoções se manifestam no corpo.

Cultivando a autorregulação emocional

Para auxiliar Céu a lidar com a ansiedade e as sensações desagradáveis, introduzi a técnica de respiração consciente. Incentivando-a a inspirar e expirar profundamente, focando no fluxo do ar, pude observar uma gradual regulação de suas emoções e um estado de maior calma.

Liberação das tensões através da pendulação

Empreguei a técnica de pendulação, alternando o foco de Céu entre as partes do corpo tensionadas (nuca e mãos) e as partes organizadas (pernas e pés). Essa alternância promoveu a descarga das tensões acumuladas, facilitando a autorregulação do organismo e proporcionando uma sensação de maior controle e equilíbrio.

Catarse corporal e integração

O trabalho com as sensopercepções corporais culminou em uma catarse corporal de integração. Por meio de movimentos livres e expressões corporais, Céu vivenciou um processo de liberação emocional profunda, dissolvendo as tensões e promovendo um estado de relaxamento e bem-estar.

Reflexões sobre a experiência

A sessão com Céu evidenciou o potencial transformador do psicodrama interno como ferramenta para lidar com cenas traumáticas ou de forte carga emocional. O manejo cuidadoso e atento às necessidades da cliente, com foco nas sensopercepções corporais e na autorregulação, foi crucial para o sucesso da intervenção. É importante ressaltar que não utilizei as técnicas clássicas do psicodrama, a exemplo do duplo, espelho e inversão, porque não havia necessidade, uma vez que Céu estava bem conectada com as respostas fisiológicas que emergiram.

CONSIDERAÇÕES FINAIS E NOVOS APORTES METODOLÓGICOS NO CASO DE HIPER-RESPONSIVIDADE DO CLIENTE

O psicodrama interno é mais uma alternativa robusta para tratamento de situações traumáticas, principalmente no enquadre de psicodrama bipessoal. As intervenções do psicodrama interno podem ser integradas com técnicas que favoreçam a completa catarse de integração, ou seja, o reprocessamento em níveis cognitivo (pensamentos, crenças, interpretações e outras cognições), emocional (emoções e afetos) e sensoriomotor (reações físicas e sensoriais, sensações). No entanto, a leitura do nível de tolerância das sensopercepções ativadas dos clientes é um fenômeno que requer atenção e muito cuidado, pois, mesmo em clientes vinculados e com a dinâmica psíquica conhecida, podemos ter que manejar situações de dissociação severa e ab-reações de difícil controle.

PSICODRAMA COM CENAS REGRESSIVAS E O PSICODRAMA INTERNO PARA TRATAMENTO DE TRAUMAS

O "psicodrama com cenas regressivas" e o "psicodrama interno para tratamento de traumas", embora distintos, compartilham da abordagem terapêutica baseada na exploração de cenas internas para resolver traumas e conflitos psíquicos. A abordagem com cenas regressivas, focada na autoestima e no narcisismo, conforme Rosa Cukier (1998, p. 67), conduz o paciente através de um processo de associação de cenas, guiando-o até uma cena nuclear ou matriz, geralmente de origem infantil. Essa cena representa um momento crucial na formação da resposta defensiva do paciente, que, embora útil na época, acaba por gerar dificuldades na vida adulta. A terapia visa à renegociação dessas decisões precoces e à cura da "criança ferida" interna, promovendo novas formas de responder a antigas circunstâncias, fortalecendo a autoestima e superando padrões narcísicos disfuncionais.

No psicodrama com cenas regressivas, eventos da infância, caracterizados por negligência, punição ou abuso por parte de um adulto significativo, são dramatizados no espaço físico e compartilhado na terapia. O paciente revive e reprocessa esses eventos passados, que influenciaram seu comportamento e autoimagem atuais de modo significativo. O objetivo é reconhecer a criança interna ferida, compreender sua dor e renegociar as promessas ou decisões tomadas na infância. Por outro lado, o psicodrama interno de Khouri enfoca no reprocessamento de cenas traumáticas armazenadas nas regiões subcorticais do cérebro. Esse processo ocorre inteiramente na realidade suplementar interna do cliente, envolvendo o reprocessamento do trauma em níveis cognitivo, emocional e sensoriomotor, sem a necessidade de dramatização física externa. Essa abordagem permite um maior controle sobre o limite de tolerância do paciente, aumentando a segurança e reduzindo o risco de retraumatização. O psicodrama interno integra várias técnicas terapêuticas e foca no manejo cuidadoso das sensopercepções ativadas dos clientes.

A diferença principal entre as duas abordagens reside na forma como a experiência traumática é acessada e reprocessada. Enquanto o psicodrama com cenas regressivas utiliza a dramatização física para reviver experiências traumáticas, o psicodrama interno opera dentro da realidade suplementar interna do paciente. Essa diferença é crucial, pois o psicodrama com cenas regressivas pode correr o risco de retraumatizar ao reviver fisicamente eventos traumáticos, enquanto o psicodrama interno oferece uma abordagem mais segura e controlada, expandindo a tolerância do paciente às emoções e sensações associadas ao trauma sem necessidade de revivência física direta.

Ambas as abordagens visam promover a cura e a integração psicológica, mas diferem em suas metodologias e no manejo do risco de retraumatização. O psicodrama com cenas regressivas se aprofunda em eventos específicos do passado, enquanto o psicodrama interno adota uma abordagem mais holística e controlada, integrando diversas técnicas terapêuticas para tratar o trauma de maneira multifacetada e segura. O quadro a seguir compara essas duas abordagens:

Direcionadores de manejo do psicodrama interno

Quadro 5 — Comparação entre cenas regressivas e psicodrama interno para traumas

Aspecto	Cenas regressivas	Psicodrama interno para traumas
Início do processo	O paciente inicia com uma queixa atual e segue através de uma cadeia de associações cênicas até uma cena nuclear, normalmente originária da infância, que fundamenta suas defesas psicológicas atuais.	Também inicia com questões atuais, mas foca diretamente nas cenas traumáticas, utilizando o psicodrama para acessar e reprocessar essas memórias.
Processo de associação	Utiliza a transferência e associação livre de cenas para chegar à cena nuclear. Este método visa desenvolver a origem dos padrões de comportamento e reações defensivas do paciente.	Emprega técnicas psicodramáticas para diferenciar e dramatizar internamente, permitindo uma vivência direta e um reprocessamento das cenas traumáticas.
Objetivos terapêuticos	Focam na renegociação de decisões e respostas emocionais precoces, objetivando a cura da "criança ferida" interna e o fortalecimento da autoestima.	Visa à harmonização dos estados de ego e partes internas exiladas ou excluídas (criança ferida), com a finalidade de resolver traumas e promover uma reorganização interna mais saudável.
Técnicas utilizadas	Utiliza a dramatização de cenas passadas, identificando o lócus e a matriz das dificuldades atuais do paciente.	Emprega técnicas como inversão de papéis, solilóquios e recriação de cenas traumáticas, com o objetivo de permitir que o paciente reexperimente suas memórias traumáticas, não necessariamente a cena matriz.
Dinâmica interna e externa	Busca um entendimento profundo da dinâmica intrapsíquica, relacionando-a com a formação da autoestima e padrões narcísicos.	Trabalha tanto a dinâmica interna quanto a expressão externa dos traumas, utilizando a expressão corporal e ação dramática para acessar e transformar emoções e memórias traumáticas.
Final	Conduz um processo de negociação e redecisão com a criança interna, permitindo que o adulto desenvolva respostas mais sensíveis às situações antigas.	Propicia a reorganização interna e a harmonização das partes, levando a uma maior integração do self e resolução de conflitos internos.

5. PERSPECTIVA SOMÁTICA NO PSICODRAMA INTERNO: MECANISMO DE AÇÃO

Trauma, cicatriz escura,
Ecoa na noite,
Alvorada, cura.

Marca no corpo,
História gravada,
Força no recomeço.

Alma, marca profunda,
Sobrevive, resiliente,
Esperança inunda.

O PSICODRAMA INTERNO É mais uma alternativa robusta para tratamento de situações traumáticas, principalmente no enquadre de psicodrama bipessoal. As intervenções do psicodrama interno podem ser incorporadas a técnicas que favoreçam a completa catarse de integração.

No modelo proposto por Khouri (2022a), o psicodrama interno se estabelece como uma metodologia promissora, caracterizando-se pela integração de intervenções psicodramáticas em um processo terapêutico que visa alcançar uma catarse de integração plena. Essa catarse se manifesta em múltiplos níveis: o reprocessamento em níveis cognitivo (pensamentos, crenças, interpretações e outras cognições), emocional (emoções e afetos) e sensoriomotor (reações físicas e sensoriais).

Schore (2013) revela que o trauma relacional impacta negativamente os mecanismos do hemisfério direito do cérebro, que operam abaixo da consciência. Esse efeito se manifesta no corpo por meio de uma resposta parassimpática de hipoexcitação vagal dorsal. Esse estado é caracterizado pela desaceleração da frequência cardíaca e um desligamento passivo do corpo, uma manifestação somática direta do impacto psicológico do trauma relacional. A dissociação é descrita como uma falha no sistema implícito do hemisfério direito de processar e integrar estímulos externos (informações exteroceptivas do ambiente relacional) com estímulos internos (informações interoceptivas do corpo, como marcadores somáticos e a "experiência sentida"). Essa falha na integração sugere uma desconexão entre a experiência corporal interna e o ambiente externo, enfatizando a importância da somática na percepção e processamento de experiências traumáticas. Portanto, a questão somática ou corporal é tratada como um componente essencial para entender as respostas ao trauma e à dissociação.

Pat Ogden (2023) aborda de maneira aprofundada a complexidade do impacto do trauma no corpo e na mente. Inicialmente, destaca que o trauma não se limita a efeitos psicológicos, mas também se manifesta fisicamente no corpo por meio de memórias traumáticas armazenadas como percepções sensoriais e reencenações comportamentais. Isso leva os indivíduos a reviverem seus traumas por meio de reações corporais. Diversas fontes de trauma são reconhecidas, incluindo eventos como acidentes, abuso sexual, violência doméstica e desastres naturais, bem como traumas históricos e transgeracionais, guerra, migrações forçadas, terrorismo e racismo. Pat ressalta as limitações da terapia verbal isolada no tratamento do trauma, uma vez que muitas memórias traumáticas são predominantemente não verbais e se manifestam em fenômenos somáticos. Portanto, é essencial abordar as experiências somáticas dos clientes. Uma parte crucial do processo terapêutico envolve a regulação do sistema nervoso, ajudando os indivíduos a modularem seu estado de ativação para mantê-lo dentro de uma janela de tolerância ótima.

Contudo, é imperativo ressaltar a importância da avaliação cuidadosa da tolerância do cliente às sensopercepções corporais ativadas durante a terapia. Esse aspecto é crucial, pois, mesmo em clientes com os quais se estabeleceu um vínculo terapêutico e cuja dinâmica psíquica é conhecida, podem emergir desafios significativos, como episódios de dissociação severa ou reações que demandem um manejo delicado e especializado. A habilidade do terapeuta em identificar e responder adequadamente a tais fenômenos é fundamental para a eficácia e segurança do processo terapêutico.

METODOLOGIA E CONSIDERAÇÕES ÉTICAS

Este estudo adere às diretrizes éticas das Resoluções 466/2012 e 510/2016 do Conselho Nacional de Saúde, garantindo proteção e anonimato dos participantes. A metodologia se baseia na coleta empírica de dados em contexto clínico, com observação e registro das interações terapêuticas, respeitando a confidencialidade dos envolvidos. Os participantes consentiram com a pesquisa através do Termo de Consentimento Livre e Esclarecido. A análise qualitativa das práticas e experiências clínicas do autor, sustentada em teorias de psicoterapia e psicodrama, orienta o estudo. As práticas observacionais em clínica são cruciais para a elaboração teórica e aplicação das intervenções psicoterapêuticas. Utilizando diários de campo, o autor documenta a dinâmica terapêutica, possibilitando a integração teórico-prática e inovação metodológica. As reflexões e observações sistematizadas constituem dados qualitativos essenciais para a análise de padrões e eficácia das intervenções. A revisão literária abrangente em áreas como *Somatic Experience* e psicodrama fortalece a fundamentação teórica, promovendo uma abordagem integrativa e holística na prática clínica, essencial para o tratamento eficaz de traumas e distúrbios psicológicos.

QUANDO UMA SESSÃO SAI DO CONTROLE

Passei por uma experiência desafiadora com uma cliente de 67 anos, que vinha de um processo psicoterapêutico de muitos anos e cujo campo télico estava bem estabelecido. Fiz uma intervenção por meio do psicodrama interno com ela, que sofreu vários traumas, sendo o mais crítico uma situação de abuso sexual por parte do pai, dos 11 aos 13 anos. Esse trauma complexo lhe trouxe várias consequências, inclusive depressão e fibromialgia. Já tínhamos trabalhado esse trauma de outra forma, porém recentemente ela se queixara de raros momentos de flashback, que tinham voltado a ativar sua criança ferida. Era a primeira vez que eu ia utilizar o PI com ela, no que pese meu julgamento equivocado de que ela sustentaria as sensações ativadas pela lembrança dentro da sua janela de tolerância. Trabalhei seguindo o direcionador do modelo sugerido anteriormente, segui o mesmo procedimento habitual, porém, logo que se inicia a cena do trauma no cinema mental, a garganta dela trava e ela, petrificada, não consegue dizer mais nada. Ela entrou num estado de pânico absurdo quando começou a ver a cena do trauma e eu tive que sair de outra maneira. Parei o psicodrama interno porque percebi que ela não iria suportar, pois saiu da janela de tolerância para muito longe. Manejei dando contenção e com calma. Tirei o foco da sensação e enfatizei na respiração por um bom tempo, sempre perguntando em que parte do corpo ela sentia mais estabilidade, até que revelou que o abdômen e o ventre estavam fortalecidos. Então, pendulei para essa parte do corpo, pedindo para ela focalizar ali, sempre perguntando como percebia essa força no ventre. Pedi que colocasse a mão direita no ventre e pendulei para a percepção dela sobre a temperatura e a sensopercepção na planta dos pés, com foco na sola, nos dedos tocando o chão e no calcanhar tocando o chão (grounding). Ela foi se equilibrando gradativamente e revelou que o desencadeador daquelas sensações não havia sido a cena traumática, mas sim o que vinha antes, o que anunciava que o pai iria abusar dela naquele dia, o momento em que ele pedia para ela acender as velas para realizar as orações.

NOVO APORTE METODOLÓGICO

Diante do que aconteceu, tive que reformular o manejo. Eu acreditava que deixar o cliente de fora, como espectador da sua cena protagônica traumática, seria suficiente para não retraumatizá-lo, que não entrariam outros danos. Mas essa experiência desconstruiu essa convicção, ao demonstrar que nem sempre estamos no controle da situação, em que pese já termos alentado todos os seus traumas.

Esse fato me chamou a atenção para a necessidade de realizar um manejo do PI atentando para a titulação de cenas anteriores e posteriores ao

Perspectiva somática no psicodrama interno: mecanismo de ação

trauma. O termo *"titulação"* na terapia *Somatic Experience* (SE) refere-se a um processo cuidadoso e gradual de exposição a material traumático. Esse conceito é central na abordagem de Peter Levine para o tratamento de traumas e, da mesma forma, é fundamental no manejo do psicodrama interno para tratamento de trauma. A titulação é usada para evitar a sobrecarga ou retraumatização do indivíduo, garantindo que a exposição ao trauma seja feita de maneira que o sistema nervoso possa gerenciá-la sem se tornar esmagado. Em termos mais específicos, o manejo envolve:

1   **Identificação gradual:** o terapeuta ajuda o cliente a identificar lentamente as sensações físicas, emoções e memórias associadas ao trauma, em vez de abordá-las todas de uma vez.

2   **Regulação do sistema nervoso:** o foco está em desenvolver a capacidade de regular o sistema nervoso. Isso é feito ao se familiarizar com as sensações de estresse e relaxamento, permitindo que a pessoa entenda e controle melhor suas reações ao trauma.

3   **Controle do cliente**: o cliente tem controle sobre o processo, podendo pausar, retroceder ou avançar na exposição ao trauma conforme necessário. Isso ajuda a criar um senso de segurança e autonomia.

A ideia é que, ao abordar o trauma em pedaços pequenos e gerenciáveis, o cliente possa integrar gradualmente suas experiências traumáticas de maneira saudável, promovendo a cura e evitando a retraumatização. A titulação é uma estratégia importante tanto na SE quanto no psicodrama interno para tratamento de traumas, pois respeita a capacidade única de cada indivíduo de processar e curar suas experiências traumáticas.

Nos clientes hiper-responsivos, ou mesmo naqueles que demonstram estar bem regulados, podemos iniciar pedindo que visualizem na tela mental o instante anterior à cena traumática T -4, T -3, T -2, T -1 (figura 9), evitando chegar ao T +0 (cena matriz); ou intervir com a cena posterior ao trauma T+1, T+2, T+3 (figura 10), titulando a sensopercepção, para evitar sair da janela de tolerância e não chegar à catarse integrativa. Em cada tempo mapeamos a reação na fisiologia do cliente.

Figura 9 — Aporte no manejo do psicodrama interno em situações de traumas. Rever a cena T-4, T-3, T-2, T-1, anterior à cena temida

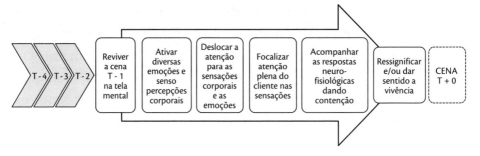

Fonte: elaborada pelo autor.

Figura 10 — Aporte no manejo do psicodrama interno em situações de trauma. Rever as cenas T+1, T+2, T+3, depois da cena temida

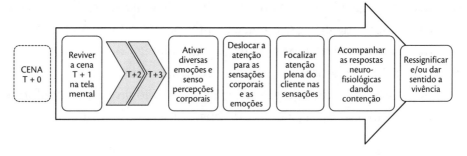

Fonte: elaborada pelo autor.

Não há como descolar as intervenções com psicodrama interno das sensopercepções corporais, principalmente quando o tema protagônico está centrado no trauma. Arrisco-me a dizer que todas as experiências de nossos pacientes são amplamente codificadas em um nível somático (como no caso de trauma pré-verbal), necessitando dessa forma de trabalho. Do mesmo modo, também acreditamos que, em cada sessão de psicoterapia, a consciência é aprofundada e a mudança clínica é aprimorada por um maior rastreamento e trabalho no nível da experiência somática. Isso é muito previsível, uma vez que, à medida que crescemos, somos definidos pela maneira como o nosso corpo se integra com o ambiente que nos cerca e com o que fazemos fisicamente; se sentimos prazer ou desprazer, ou

Perspectiva somática no psicodrama interno: mecanismo de ação

vivenciamos sucessos ou fracassos, tudo fica registrado pelo corpo e gravado na mente (Levine, 2023). Nosso conhecimento do mundo, conforme interagimos com ele, vem da totalidade de nossas sensações, tanto externas quanto internas.

O terapeuta precisa manter a atenção, simultaneamente, no conteúdo verbal que emerge do imaginário da realidade suplementar (na cena visualizada pelo o cliente) e no que está manifesto na fisiologia, instigando a história do trauma registrado no corpo do paciente a se tornar consciente. Dois aspectos são fundamentais para a efetividade desse processo. O primeiro é pauta do terapeuta ao demonstrar ao cliente sua atenção plena na fisiologia, ao nomear de modo gentil o que está vendo: "Você cerrou sua mão quando falou do seu pai" ou "O que essa lágrima está querendo dizer?" O segundo é promover a consciência das sensopercepções corporais por meio do rastreamento do registro, no corpo, da memória traumática na direção do seu reprocessamento e do expurgo total quando se chega à catarse integrativa.

O primeiro princípio do trabalho com o corpo envolve uma mudança de postura em direção à observação ativa dos modos somáticos de ser do paciente, ao mesmo tempo que gentilmente chama sua atenção para isso. Kurtz (*apud* Ogden, Minton e Pain, 2006), da psicoterapia sensoriomotriz, refere-se a esses estágios como "rastreamento", da mesma forma que a psicoterapia *Somatic Experience* (SE), de Peter Levine. Vejamos a seguir uma síntese do que Ogden, Minton e Pain (2006) e Levine (2023) falam sobre o trabalho com o corpo. Essencialmente, há uma reorientação da atenção do terapeuta, partindo do engajamento com a narrativa em direção à observação atenta dos acompanhamentos não verbais da narrativa.

A psicoterapia sensoriomotriz e a SE são abordagens terapêuticas que se concentram na integração do corpo e da mente. Como já vimos, os traumas e os estresses da vida podem ser armazenados no corpo, na forma de padrões de tensão e rigidez. O trabalho com o corpo visa a ajudar os pacientes a reconhecerem e liberarem esses padrões, promovendo a saúde física, emocional e mental. O terapeuta presta atenção nos sinais não verbais do paciente, como a postura, a expressão facial e os movimentos corporais.

Ele adota uma abordagem não diretiva, em sintonia com a experiência fenomenológica de seu paciente, em um acompanhamento suave e gentil, sem intervenções bruscas.

O terapeuta também pode fazer perguntas para ajudar o paciente a se conectar com sua experiência corporal, como "O que você sente em seu corpo quando pensa em tal coisa?" ou "Que sensações surgem em seu corpo quando você se permite sentir a tristeza?". O objetivo de trabalhar com o corpo na psicoterapia é aumentar a consciência do paciente sobre seus processos internos. O terapeuta ajuda o paciente a identificar e entender os padrões de tensão e rigidez em seu corpo, e a desenvolver novas formas de se relacionar com eles.

É importante que o trabalho com o corpo seja feito de forma segura e eficaz. Para isso, o terapeuta deve estar atento à janela de tolerância do paciente (figura 11), isto é, o intervalo de emoções e sensações que o paciente é capaz de tolerar sem se sentir desregulado. O terapeuta deve evitar pressioná-lo a experimentar emoções ou sensações que ele não está preparado para lidar. O objetivo é ajudá-lo a expandir sua janela de tolerância de forma gradual e segura. Aqui há outros exemplos de questões e intervenções que podem ser usadas no trabalho com o corpo:

- "Se aquele tremor em suas mãos pudesse falar, o que ele diria?"
- "Poderíamos experimentar esse movimento novamente, mas desta vez com um pouco mais de espaço?"
- "Como você se sente agora?"

Segundo Siegel (2016), uma janela de tolerância é um período de alerta no qual um sistema pode manter o fluxo harmonioso e adaptativo de integração. A largura da janela pode ser alterada. Em certas situações, isso ocorre quando o estado que está sendo criado é menos tolerado e o sistema da pessoa, do casal ou do grupo tem maior probabilidade de "irromper pela janela" rumo ao caos ou à rigidez, tornando-se não funcional. A vida se move através de nós à medida que nos movemos através da mente, e as nossas vidas mentais transportam as ondas desse movimento. Uma

Perspectiva somática no psicodrama interno: mecanismo de ação

Figura 11 — Janela de tolerância: intervalo de emoções e sensações que o paciente é capaz de tolerar sem se sentir desregulado

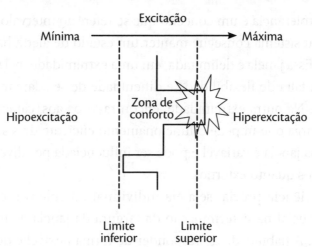

Fonte: adaptada pelo autor de Siegel (2016).

janela de tolerância é como um rio, mas durante um período. Refere-se à capacidade do paciente de tolerar um afeto e integrar informações de forma adaptativa entre dois limites, para além dos quais o indivíduo está hiperexcitado (sentindo-se oprimido pela ansiedade, pânico ou terror) ou hipoexcitado (sentindo-se com pouca energia, confuso, deprimido, entorpecido e dissociado). A janela de tolerância tem uma largura específica para o estado emocional em que estamos naquele momento, ou seja, a nossa capacidade de tolerar um determinado estado — como tristeza ou medo, conexão ou isolamento — dependerá dos contextos internos e externos em que nos encontramos.

Nas zonas de hiperexcitação, temos sensações aumentadas, reatividade emocional, hipervigilância, imagens intrusivas e desorganização do processamento cognitivo. Na zona de hipoexcitação observamos ausência relativa de sensações, entorpecimento de emoções, diminuição da capacidade de processamento cognitivo e movimentos físicos reduzidos.

Georges Salim Khouri

SÍNTESE DE SIEGEL (2016) SOBRE JANELA DE TOLERÂNCIA

A janela de tolerância é um conceito que se refere ao intervalo em que um indivíduo ou sistema consegue manter um estado de alerta harmonioso e adaptativo. Essa janela é delimitada, em uma extremidade, pela rigidez, em que há uma falta de flexibilidade e dificuldade de se adaptar a novas circunstâncias. Na outra extremidade, encontra-se o caos, caracterizado por uma sobrecarga que impede o funcionamento eficiente do sistema. A amplitude dessa janela é variável e pode ser influenciada por diversos fatores, tanto internos quanto externos.

A experiência prévia, seja ela individual ou coletiva, desempenha um papel crucial na determinação da largura da janela de tolerância de uma pessoa. A habilidade de responder de forma flexível e de pausar antes de reagir é fundamental para manter uma janela de tolerância saudável. Quando há um desvio para a rigidez ou para o caos, pode-se observar um aumento de emoções negativas, como medo, tristeza e raiva.

Na prática, isso pode ser observado em diversos contextos. Por exemplo, uma pessoa com um histórico de trauma pode apresentar uma janela de tolerância particularmente estreita para a raiva, enquanto um grupo de indivíduos que não tem familiaridade entre si pode ter dificuldade de tolerar níveis de intimidade. Além disso, situações inesperadas e estressantes podem rapidamente estreitar a janela de tolerância de alguém para o estresse.

O conceito de janela de tolerância, cunhado por Daniel Siegel, ganha especial relevância em contextos traumáticos, pois delineia a faixa ideal de ativação emocional na qual o indivíduo pode operar eficazmente, processando experiências e emoções de maneira adequada, sem entrar em estado de sobrecarga. Quando alguém opera fora dos limites de sua janela de tolerância, pode experimentar dissociação ou reatividade extrema, complicando o processamento saudável de eventos traumáticos. Compreender e aplicar o conceito de janela de tolerância é crucial para os terapeutas, pois permite modular as intervenções com o objetivo de expandi-la, facilitando assim a regulação emocional e a integração das experiências vividas pelo

Perspectiva somática no psicodrama interno: mecanismo de ação

paciente. Para os clientes, entender sua própria janela de tolerância pode ser um passo importante para gerenciar emoções desafiadoras e desenvolver relacionamentos mais equilibrados e saudáveis.

Em um contexto psicoterapêutico, o fato de concentrar a atenção fundamentalmente no pensamento e nas narrativas verbais, com base na palavra falada, pode manter a terapia em um nível superficial, sem resolver a experiência traumática. A ênfase excessiva no pensamento lógico, linguístico, linear e literal pode distorcer o equilíbrio de nossa atividade mental e nos desviar das importantes funções reguladoras sensoriomotoras, holísticas, autobiográficas, redutoras de estresse e baseadas em imagens das modalidades neurais não verbais de processamento. Vincular essas duas formas de conhecimento muito diferentes, mas igualmente importantes, é fundamental para trazer equilíbrio à nossa vida e à nossa compreensão de experiências humanas complexas, como as experiências traumáticas (Siegel *apud* Ogden, Minton e Pain, 2006).

No modelo desenvolvido por Khouri (2022a), o psicodrama interno é delineado como uma ferramenta terapêutica eficaz no acesso e reprocessamento de cenas de natureza traumática ou com impacto traumático, armazenadas nas regiões subcorticais do cérebro. Estas cenas, muitas vezes, são a origem de sintomas ou comportamentos disfuncionais manifestados no presente. A metodologia do psicodrama interno visa alcançar diretamente o subcórtex, local onde as memórias traumáticas e outros sintomas estão inscritos.

A abordagem prática se concentra nos sintomas que emergem quando a cena matriz do trauma é reativada em uma sessão de psicoterapia. É importante destacar que essa reativação pode se manifestar tanto visualmente quanto somato-sensitivamente. Khouri (2022a) identifica diversas formas pelas quais essa ativação pode ocorrer: a) reações somáticas e emocionais desencadeadas por estímulos externos, frequentemente sem a compreensão de sua origem pelo cliente; b) manifestações somáticas e emocionais conscientes, mas sem clareza sobre seu manejo; c) ativação durante a sessão relacionada ao tema central do dia; d) ativação intencional pelo terapeuta, visando a um objetivo terapêutico específico.

Georges Salim Khouri

Na visão de Khouri, ao contextualizar o tratamento no amplo espectro do processamento hierarquizado da informação, conforme delineado por Wilber (*apud* Ogden, Minton e Pain, 2006) e desenvolvido por Ogden, Minton e Pain (2006), ressalta-se a necessidade de abordar o processamento de informações em três esferas distintas: cognitiva, emocional e sensoriomotora. Essa tríade, que encontra eco no modelo do cérebro trino de MacLean (1985), é descrita como um sistema de operações interdependentes e inter-relacionadas, formando uma estrutura funcional unificada.

Nesta perspectiva, conforme enfatizado por autores como Damasio, Le Doux e Schore, citados por Ogden, Minton e Pain (2006), a abordagem terapêutica no contexto do psicodrama interno pode iniciar-se em qualquer um desses níveis. A catarse de integração plena, um objetivo central deste modelo, é atingida somente através do reprocessamento abrangente nessas três dimensões. Esse entendimento reflete a complexidade do funcionamento psíquico humano e a necessidade de um enfoque terapêutico multifacetado, capaz de alcançar a profundidade e a amplitude das experiências humanas em suas diversas manifestações.

Pat Ogden, Minton e Pain (2006) concluem que o funcionamento ideal do cérebro e o processamento da informação dependem, até certo ponto, do funcionamento adequado dos níveis inferiores. Isso ocorre porque existem extensas interconexões entre todas as partes do cérebro e entre todos os níveis de processamento de informações. A consciência e o processamento das reações sensoriomotoras do paciente exercem uma influência positiva no processamento emocional e cognitivo. Isso significa que movimentos e sensações corporais, assim como pensamentos e emoções, são alvos viáveis para uma intervenção que pode ajudar a resolver a experiência traumática. Abordagens de cima para baixo, que tentam regular os processos sensoriomotores e afetivos desenfreados, são uma parte necessária da terapia do trauma. No entanto, se tais intervenções supercontrolam, ignoram, suprimem os processos corporais adaptativos, as reações traumáticas podem permanecer sem solução. Da mesma forma, intervenções de baixo para cima podem sabotar a integração e levar a *flashbacks* repetitivos, retraumatização secundária ou uma ativação traumática crônica. Para tratar os efeitos do trauma em todos os três níveis de processamento, o gerenciamento dos sintomas de cima para baixo e de baixo para cima deve ser cuidadosamente balanceado. Isso significa incluir informações e conhecimentos relacionados ao corpo, consciência e compreensão introspectiva e o processamento de sensações de baixo para cima, ativação fisiológica, movimentos e emoções.

No modelo de Khouri, as intervenções do psicodrama interno são integradas com técnicas que promovem uma catarse de integração abrangente. Esse processo envolve o reexame de pensamentos, crenças, emoções, afetos, bem como reações físicas e sensoriais. Conforme exposto por Tarashoeva e Marinova (2008), no âmbito do psicodrama clássico, um mecanismo neurobiológico hipotético sugere que experiências emocionais intensas e completas estimulam fortemente o hipocampo, resultando na formação de memórias vívidas. A formação dessas memórias está atrelada à neuroplasticidade, incluindo a remodelação de dendritos, crescimento de axônios e formação de novas sinapses.

Nesse contexto, o psicodrama não busca a eliminação da memória traumática, mas a construção de uma nova memória, igualmente forte, porém positiva. Essa nova memória coexiste e equilibra a memória traumática original. A abordagem de Kellermann e Hudgins (2010) ressalta a importância de fundamentar o uso do psicodrama em teorias sólidas e práticas competentes, especialmente ao trabalhar com sobreviventes de trauma. Eles alertam para os riscos de regressão descontrolada e retraumatização, caso as intervenções vivenciais não sejam bem fundamentadas. Assim, o aquecimento e a dramatização consciente de cenas traumáticas devem ser realizados de maneira segura, a fim de evitar a retraumatização e promover a cura.

Peter Levine (2023) revela que muitas terapias intervêm com revisão crítica de incidentes ou exposição prolongada, encorajando o paciente a reviver o evento traumático, supondo que "dessensibilizará" as emoções associadas ao trauma. Ele comenta também que uma quantidade considerável de pesquisas sobre revisão crítica de incidentes mostra que a implementação dessa abordagem logo após a ocorrência do evento traumático, quando o indivíduo está emocionalmente agitado, na verdade a reforça e pode levar a mais sofrimento e retraumatização". Para Levine (2023, p. 164-165), "esse tipo de exposição repetitiva pode levar a uma compulsão por reviver e repetir, ou seja, por criar um ciclo habitual que talvez se construa sobre uma reestimulação aditiva dos neuroquímicos da hiperexcitação (adrenalina) e/ou da dissociação (opioides)".

Lanius *et al.* (*apud* Ogden, Minton e Pain, 2006) reforçam esta concepção, destacando que técnicas focadas em intensificar a ativação emocional podem inadvertidamente provocar uma escalada de ativação emocional autônoma, mediada subcorticalmente, levando a uma hiperativação ou hipoativação fisiológica. Portanto, é crucial que o uso do psicodrama seja precedido por uma avaliação minuciosa, assegurando que tal abordagem seja a mais adequada para o paciente, e que se adote um modelo de manejo integrado e bem estruturado, conforme proposto por Kellermann e Hudgins (2010).

No manejo do psicodrama interno que pratico, o caminho para alcançar a catarse de integração difere substancialmente. Ao guiar o paciente pela visualização mental de cenas traumáticas, sejam elas visuais, auditivas ou somatossensitivas, frequentemente ocorre a ativação e emergência da sensopercepção corporal, que pode ser bastante desconfortável. Navegar e reprocessar o trauma implica percorrer cuidadosamente essas cenas, mantendo um olhar atento ao limite de tolerância do paciente. Dentro desse limite, auxiliamos o cliente a focar e suportar as sensações corporais e as emoções relacionadas ao trauma, sem a necessidade de revivê-lo em uma ação psicodramática. Paralelamente, ocorre uma autorregulação do sistema nervoso autônomo, com a ativação crônica do ramo simpático cedendo espaço para a descarga do parassimpático, fomentando a resiliência do sistema nervoso. Ao longo desse processo, o paciente aprende a expandir seus limites de tolerância, autorregulando o processamento sensorial e emocional. A focalização inicial nas sensações, sem acesso direto à cena traumática, pode favorecer uma função cerebral mais integrada. A exploração das imagens sensoriais e corporais, a expansão das emoções, os atos verbais e a revisitação da cena matriz do trauma, antes ou depois de ocorrer, propiciam o processamento cognitivo da cena protagonista (imagens mentais) e sua reinterpretação, promovendo a ressignificação das experiências vividas e a formação de novas redes neurais.

MECANISMO DE AÇÃO: CATARSE DE INTEGRAÇÃO (UMA HIPÓTESE "NEUROPSICODRAMÁTICA")

A hipótese de Tarashoeva e Marinova (2008) sobre o psicodrama clássico é particularmente relevante no que tange à experiência emocional intensa gerada na realidade suplementar, característica desta modalidade terapêutica. Elas destacam que tal vivência provoca uma ativação substancial do hipocampo, culminando na consolidação de memórias vívidas. Esse fenômeno é um reflexo da neuroplasticidade cerebral, um processo que envolve modificações estruturais como a remodelação dos dendritos, o crescimento de axônios e a formação de novas sinapses.

Essa abordagem ressalta a capacidade do cérebro de modificar sua estrutura e função em resposta às experiências emocionais profundas vivenciadas durante o psicodrama. O aumento da atividade hipocampal e a subsequente formação de memória vívida são fundamentais para o processo de reestruturação cognitiva e emocional, permitindo que as experiências traumáticas sejam reprocessadas e integradas de maneira mais saudável no psiquismo do indivíduo. É interrompido, assim, o circuito associativo que leva ao sintoma. Este desaparece. Nossa hipótese é que no psicodrama interno acontece algo similar, pois o processo experiencial vivido na realidade suplementar pode levar a uma intensa carga emocional, à libertação das respostas desadaptativas e das repetições de comportamentos inadequados e à formação de novos significados. Para Mendes e Greenberg (2022, p. 59), "é necessário desenvolver estratégias que mobilizem a memória emocional do processo terapêutico e promovam experiências para que o cliente sinta novas emoções, formando outro amálgama emocional, [...] reconsolidado modificando a memória original".

Antigamente, o paradigma era que as memórias consolidadas seriam permanentes e só se alteravam por dano no tecido nervoso ou degeneração.

Georges Salim Khouri

Porém, as pesquisas sobre reconsolidação de memória dos neurocientistas Nader, Schafe e Le Doux (2000) fornecem uma compreensão mais profunda de como as memórias de medo são processadas e armazenadas no cérebro, e sugerem que as memórias consolidadas não são tão permanentes quanto se pensava, podendo ser alteradas ou apagadas após a reativação. Essas descobertas não apenas são significativas para a compreensão básica da neurobiologia da memória, como também podem ter implicações para o desenvolvimento de terapias para condições como o transtorno de estresse pós-traumático (TEPT), em que a reconsolidação de memórias traumáticas é um componente central. Em muitos aspectos, o manejo do psicodrama interno é similar ao manejo da *Somatic Experience*, e podem ser utilizadas todas as suas técnicas. Vejamos uma síntese da SE.

SOMATIC EXPERIENCE E A TERAPIA SENSORIOMOTRIZ

Somatic Experience

A *Somatic Experience* (SE) é uma abordagem terapêutica que utiliza a conscientização das sensações corporais para ajudar as pessoas a lidarem com os sintomas do trauma. Conforme Netto (2013), o trauma é uma experiência que ameaça a integridade física ou psicológica do indivíduo. Em resposta a um evento traumático, o sistema nervoso autônomo (SNA) ativa uma resposta de defesa, que inclui a ativação do sistema simpático (aumento da frequência cardíaca, pressão arterial, respiração e sudorese) e do sistema parassimpático (diminuição da frequência cardíaca, pressão arterial, respiração e sudorese). Em situações de perigo real, esta resposta é adaptativa, pois permite que o indivíduo se defenda ou fuja da ameaça. No entanto, quando a resposta de defesa é ativada em situações que não representam perigo real, pode levar ao desenvolvimento de sintomas do trauma, como ansiedade, depressão e transtorno de estresse pós-traumático (TEPT). O terapeuta de SE ajuda o paciente a identificar e explorar as sensações corporais associadas ao trauma. Esse processo permite que o paciente entre em contato com a energia emocional que está bloqueada no corpo.

Perspectiva somática no psicodrama interno: mecanismo de ação

À medida que o paciente se torna mais consciente dessa energia, ele pode começar a integrá-la ao sistema nervoso, o que leva à redução dos sintomas do trauma. Netto (2013) revela que a *Somatic Experience* (SE) se fundamenta em princípios neurofisiológicos que englobam a memória somática, a regulação do SNA e a integração da energia emocional. O conceito de memória somática postula que os traumas são armazenados no corpo, em músculos, fáscias, vísceras, tecidos e órgãos, como memórias que não são apenas psicológicas, mas também físicas. Por sua vez, a regulação do SNA é vista como vital para a manutenção da saúde mental e emocional, pois esse sistema desempenha um papel crucial na regulação de funções corporais essenciais, tais como frequência cardíaca, pressão arterial e respiração. Sem um processamento adequado, a energia emocional relacionada a eventos traumáticos pode permanecer bloqueada no corpo. Assim, a SE propõe uma abordagem holística que considera as conexões intrínsecas entre corpo e mente no processo de cura do trauma.

O terapeuta de SE utiliza uma variedade de intervenções para ajudar o paciente a regular o SNA e integrar a energia emocional bloqueada (Netto, 2013).

Essas técnicas começam com a titulação, que envolve orientar o paciente a se conectar de forma gradual e segura com sua energia emocional, permitindo um acesso controlado às emoções intensas. O recurso é outra intervenção crucial, em que o terapeuta ajuda o paciente a acessar e utilizar seus recursos internos para uma regulação emocional eficaz. A integração é um processo pelo qual o terapeuta facilita a incorporação da energia emocional do paciente em seu sistema nervoso, promovendo um equilíbrio entre o corpo e a mente.

A técnica de pendulação envolve guiar o paciente na alternância entre sensações corporais relacionadas ao trauma e estados de relaxamento, ajudando a criar uma experiência de segurança e alívio das tensões traumáticas. A organização é uma etapa em que o terapeuta auxilia o paciente na estruturação das memórias somáticas do trauma, contribuindo para uma compreensão mais clara e ordenada das experiências traumáticas. A descarga é o processo de apoiar o paciente na liberação das energias emocionais bloqueadas, facilitando a expressão e resolução das emoções retidas. Por fim, a estabilização tem como objetivo assegurar que os progressos terapêuticos alcançados sejam mantidos, garantindo que o paciente possa sustentar as melhorias obtidas durante a terapia e aplicá-las em sua vida diária, promovendo uma saúde emocional duradoura. Essa abordagem destaca uma terapia cuidadosa e integral, priorizando a segurança e o bem-estar do paciente durante o delicado processo de navegar pelo trauma e buscar a cura emocional.

Segundo Peter Levine (2023), o processo de renegociação ocorre principalmente por meio do acesso às memórias procedimentais associadas aos dois estados irregulares do SNA: hiperagitação/sobrecarga ou hipoagitação/bloqueio e desamparo. Essas memórias são, então, restauradas e completadas, permitindo que o cliente passe da hipoagitação ou hiperagitação para o equilíbrio, o estado de alerta relaxado e a orientação aqui e agora. Em resumo, a renegociação inverte a sequência da ação biológica em resposta à ameaça. Ela permite que o cliente complete as respostas ativas associadas ao trauma, o que ajuda a liberar a energia acumulada e a superar os sintomas do trauma.

Manejo da renegociação de enfoque naturalístico (Levine, 2018)
O terapeuta guia o cliente através do processo de renegociação, seguindo os seguintes passos:

1 Reconhecer a existência da memória traumática e convidar o cliente a focar nas sensações corporais associadas.
2 Auxiliar na regulação do sistema nervoso autônomo, atenuando a ativação ou o bloqueio.
3 Orientar o cliente na revisão gradual e segura da memória.
4 Facilitar a incorporação da experiência corporal recém-processada à memória original.
5 Apoiar o cliente na orientação no aqui e agora.

Perspectiva somática no psicodrama interno: mecanismo de ação

Essa abordagem sublinha a importância de um processo terapêutico cuidadoso e orientado, focando na segurança e na recuperação gradual do cliente. O quadro 6 é uma tentativa de comparar o mecanismo de renegociação da *Somatic Experience* com a nossa hipótese neuropsicodramática de catarse de integração para resolução do trauma.

Quadro 6 — Comparação entre abordagens diferentes

Renegociação do trauma na *Somatic Experience*	Mecanismo de ação neuropsicodramática para resolução do trauma no PI
Identificação dos estímulos multissensoriais acoplados à situação traumática, que funcionam como gatilhos disparadores das fortes reações pós-trauma.	Memória traumática ativada por um estímulo-gatilho ou provocada pelo terapeuta.
Revisão da memória, com a qual o cliente se envolve sem ficar sobrecarregado.	Exploração detalhada das imagens sensoriais e corporais, acompanhada da ampliação das emoções. Inclui-se também a expressão verbal e a experiência, seja anterior ou subsequente, da cena central traumática. Esse método enfatiza a profundidade da percepção sensorial e emocional, além da articulação verbal, como ferramentas para navegar e reprocessar a experiência do trauma.
Exploração de imagens visuais, auditivas, olfativas, táteis e gustativas relacionadas ao evento.	Vivência intensa e integral de emoções na realidade suplementar, que resulta em uma significativa ativação do hipocampo. Consequentemente, forma-se uma memória nítida e vívida. Este processo destaca o poder da experiência emocional profunda no estímulo cerebral e na formação de memórias duradouras.
Nova experiência atual de maior contenção, calma e capacidade; o indivíduo é cuidadosamente orientado a rever a experiência pouco a pouco (análise).	O manejo deve propor uma aproximação gradual da cena traumática na técnica eleita para intervir (psicodrama interno ou cena aberta). Na maioria das vezes, não é necessário chegar à cena do trauma propriamente dito. As cenas devem ser tituladas, e deve-se tratar primeiro o registro do trauma no corpo de forma gentil para depois ir se aproximando.
Cada contato (revisão) com a memória é seguido por uma regulação dos estados agitados, juntamente com uma responsividade aumentada e mais poderosa.	Em vez de apagar a memória traumática, forma-se uma nova memória. Esta, embora possua a mesma intensidade da original, carrega um caráter positivo. Este processo reflete a transformação da experiência traumática em algo construtivo.
Incorporação da experiência corporal recém-elaborada à experiência original, formando uma "nova" memória procedimental atualizada.	Coexistência da memória recém-formada com a memória preexistente, estabelecendo um equilíbrio entre ambas. Essa coexistência interrompe o circuito associativo anterior que conduzia ao surgimento do sintoma, promovendo assim um estado de maior harmonia psíquica.

Consolidação da nova memória; a antiga memória de desesperança e impotência é "molecularmente substituída" pela poderosa versão atualizada.	No manejo do cliente traumatizado, atenção especial ao perigo de *reviver a cena*. Intervenção com técnicas que possam ampliar a vivência do trauma em uma realidade suplementar, na qual ele possa também evitar o trauma nos casos de acidentes catastróficos ou se rebelar contra o abusador no trauma complexo. Aqui, podem ser utilizadas as técnicas adaptadas do psicodrama, a exemplo de solilóquios, duplos, espelhos, inversão etc.
Exploração e compartilhamento dos diferentes elementos da memória; integração das memórias declarativas, episódicas e emocionais para criar uma narrativa coerente.	Processamento cognitivo da cena principal, englobando as imagens mentais e a referência. Este estágio é crucial para a ressignificação e resolução das experiências passadas, permitindo a remodelação das percepções e a formação de novas redes neuronais. Este processo não apenas reinterpreta os eventos vividos, como também abre caminho para uma resolução mais profunda e abrangente.
Reforço da capacidade de autorreflexão e autocompaixão do cliente.	O processo de formação da memória está intrinsecamente ligado à neuroplasticidade, englobando a remodelação dos dendritos, o crescimento dos axônios e a criação de novas sinapses. Este processo reflete a adaptabilidade e a capacidade do cérebro de se reorganizar em resposta às experiências vivenciadas.

Terapia sensoriomotriz

A terapia sensoriomotriz prioriza uma abordagem fenomenológica centrada na experiência imediata, dando especial ênfase à dimensão somática do ser humano. Ron Kurtz é reconhecido como um pioneiro e figura central na psicologia somática há mais de três décadas (Ogden, Minton e Pain, 2006). Suas contribuições e métodos de intervenção são alicerce fundamental na psicoterapia sensoriomotora. Essa abordagem foi posteriormente desenvolvida por Ogden e sua equipe, destacando-se pela acurada observação dos aspectos não verbais do paciente, que incluem não somente movimentos, mas também sinais de ativação autônoma, como alterações na cor da pele e na dilatação das pupilas. Distanciando-se das abordagens psicoterapêuticas convencionais que se concentram em afetos, cognições e narrativas, a terapia sensoriomotriz se dedica ao mapeamento e rastreamento minucioso das flutuações físicas das sensopercepções corporais que ocorrem em tempo real, que podem variar desde sutis, como um breve piscar de olhos, a expressões mais significativas, como gestos defensivos decorrentes de tensão muscular. Nesse processo, a "decodificação corporal"

Perspectiva somática no psicodrama interno: mecanismo de ação

desempenha um papel essencial, pois o terapeuta se concentra em padrões persistentes de postura e movimento do paciente, auxiliando na elucidação de crenças profundas e tendências emocionais. Um exemplo, segundo Ogden, Minton e Pain (2006), é a rigidez constante do maxilar, que pode indicar repressão emocional ou resistência à expressão de sentimentos, refletindo uma crença interior de que expressar emoções é perigoso ou inaceitável. Da mesma forma, uma postura encolhida ou fechada, em que o paciente se curva para a frente e cruza os braços, pode sugerir sentimentos de vulnerabilidade, medo de exposição ou um desejo de se esconder de ameaças percebidas, seja em um contexto social, emocional ou psicológico.

A prática clínica, portanto, transforma-se em um laboratório fenomenológico, no qual os terapeutas decifram e instruem os pacientes no uso de técnicas corporais para modificar estados emocionais e cognitivos. Pierre Janet (*apud* Ogden, Minton e Pain, 2006) sugeriu há muito tempo que as memórias traumáticas são separadas da consciência consciente, para serem armazenadas como percepções sensoriais e comportamentais. O indivíduo se lembra do que aconteceu revivendo essas iterações não verbais do evento histórico traumático, ou por meio de misteriosos sintomas físicos que parecem não ter base orgânica. Esta abordagem é um reflexo das indagações de Janet, que questionou o impacto da educação somática na prevenção ou tratamento de distúrbios mentais, ligando alterações nos padrões de movimento a distúrbios mentais e sugerindo que experiências traumáticas reprimidas podem se manifestar em sintomas físicos, como rigidez ou tremores, expressões de sofrimento emocional. Assim, a educação somática, ao promover a consciência e a integração entre corpo e mente, emerge como uma ferramenta terapêutica potencial, permitindo que os indivíduos se reconectem com seus corpos e expressem suas emoções de maneira saudável. A terapia sensoriomotriz, transcendendo à mera interpretação verbal ou cognitiva, engaja-se na totalidade da experiência humana, uma totalidade intrinsecamente entrelaçada entre corpo e mente, e enfatizada pelas pesquisas neurocientíficas contemporâneas.

A psicoterapia sensório-motora é uma abordagem que se concentra diretamente na sensação e no movimento do corpo para tratar sintomas, disfunções e padrões relacionados ao trauma. Essa modalidade terapêutica utiliza ações físicas e a consciência corporal para facilitar a recuperação. Enfatiza-se a importância de os clientes aprenderem a regular o *arousal*[8] desregulado e a reconhecer e responder às necessidades do corpo de maneira adaptativa, sobretudo em contextos de marginalização e trauma contínuo. Desenvolver uma consciência corporal mais profunda é vital para criar estratégias físicas eficazes que ajudem a regular o arousal e construir resiliência diante do trauma contínuo. Além disso, a terapia busca ajudar os clientes a integrarem suas experiências internas, como pensamentos, emoções, imagens, movimentos e sensações corporais, para processar eventos significativos de vida, tanto passados quanto presentes. Esse enfoque integral e somático é essencial para uma recuperação efetiva e abrangente do trauma (Ogden, 2023).

---

8. *Arousal* é um termo que costuma ser usado em psicologia para descrever o estado de ser fisicamente alerta e mentalmente engajado. Ele se refere a um espectro de excitação fisiológica e psicológica que varia de baixo (como em estados de relaxamento ou sonolência) a alto (como em estados de ansiedade, estresse ou excitação intensa). *Arousal* está associado a uma série de respostas fisiológicas, como aumento da frequência cardíaca, respiração mais rápida e maior alerta mental. No contexto do trauma e do tratamento psicoterapêutico, a regulação do arousal é fundamental, pois níveis desregulados podem impactar a capacidade de um indivíduo de processar e responder adequadamente a estímulos emocionais e ambientais.

6. A PROSÓDIA NO MANEJO DO PSICODRAMA INTERNO

Olhares que salvam,
Silêncios cheios de fala,
vozes que acalmam.

A PROSÓDIA É UM elemento essencial da comunicação humana, responsável por transmitir informações sobre a entonação, o ritmo e pausas da fala. Na psicoterapia psicodramática, sobretudo no manejo do psicodrama interno, a prosódia como instrumento pode ser usada para modular o estado mental do cliente durante o processo que vai ser experienciado.

A neurociência e a neurolinguística fornecem uma compreensão científica da importância da prosódia na comunicação. Estudos mostram que a prosódia é processada pelo cérebro de forma semelhante às emoções. Isso significa que a prosódia pode influenciar o estado emocional do cliente e, consequentemente, sua capacidade de processar informações e se envolver no processo psicoterapêutico.

Milton Erickson, psicanalista americano, considerado um dos pioneiros da hipnose moderna, acreditava que a prosódia era um elemento essencial da hipnose. Ele argumentava que a entonação, o ritmo e as pausas da voz podem ser usados para influenciar o estado mental do cliente. Erickson desenvolveu uma série de técnicas de hipnose que utilizam a prosódia. Uma dessas técnicas é chamada de "repetição induzida". Nessa técnica, o terapeuta repete uma frase ou palavra de forma lenta e monótona. A repetição induzida pode ajudar a relaxar o cliente e a facilitar o acesso ao inconsciente. Erickson também acreditava que a prosódia pode ser usada para facilitar a comunicação com o inconsciente do cliente. Ele argumentava que o inconsciente é receptivo a mensagens sutis e indiretas. A prosódia pode ser usada para transmitir essas mensagens ao inconsciente do cliente, de forma a promover a mudança e o crescimento.

Georges Salim Khouri

É importante ressaltar que a prosódia deve ser usada de forma consciente e intencional. Os terapeutas devem estar cientes dos efeitos da prosódia no estado mental do cliente e usar essa ferramenta de forma a promover o processo terapêutico. Vejamos a seguir detalhes de algumas formas de manejo da prosódia em psicoterapia:

1. Usar uma entonação calma e relaxante para criar um ambiente de segurança e confiança.
   - Exemplo: "Olá, [nome do cliente]. Como você está se sentindo hoje?"
   - Explicação: a entonação calma e relaxante ajuda a criar um ambiente de segurança e confiança, no qual o cliente se sente confortável para se abrir e expressar suas emoções.

2. Usar uma entonação clara e distinta para promover a atenção e concentração.
   - Exemplo: "O que você quer dizer com isso?"
   - Explicação: a entonação clara e distinta ajuda o cliente a prestar atenção no que está sendo dito, facilitando a compreensão das informações.

3. Usar uma entonação empática e compreensiva para facilitar a expressão de emoções.
   - Exemplo: "Eu entendo que você está se sentindo triste agora. É normal se sentir assim depois de uma perda."
   - Explicação: a entonação empática e compreensiva ajuda o cliente a se sentir seguro e apoiado, facilitando a expressão de suas emoções.

4. Usar uma entonação encorajadora e motivadora para promover a mudança e o crescimento.
   - Exemplo: "Eu sei que você pode fazer isso. Você é uma pessoa forte e resiliente."
   - Explicação: a entonação encorajadora e motivadora ajuda o cliente a se sentir confiante e motivado para alcançar seus objetivos.

A prosódia no manejo do psicodrama interno

5   Usar uma entonação lenta e monótona para induzir um estado de transe.
  - Exemplo: "Concentre-se em sua respiração. Observe o movimento de seu peito subindo e descendo. Respire profundamente. Mais profundamente... mais profundamente..."
  - Explicação: a entonação lenta e monótona ajuda o cliente a relaxar e a se concentrar em sua respiração, facilitando a indução de um estado de transe.

6   Usar uma entonação rápida e empolgada para criar um clima de entusiasmo.
  - Exemplo: "Estamos prestes a começar uma nova fase em sua vida. Estou muito animado por você!"
  - Explicação: a entonação rápida e empolgada ajuda a criar um clima de entusiasmo e motivação, incentivando o cliente a se envolver no processo psicoterapêutico.

7   Usar uma entonação firme e assertiva para transmitir confiança.
  - Exemplo: "Eu estou aqui para ajudá-lo. Você pode confiar em mim."
  - Explicação: a entonação firme e assertiva ajuda a transmitir confiança e credibilidade.

Vejamos, a seguir, outros exemplos de formas de manejo da prosódia em psicoterapia e no psicodrama interno:

- Usar uma entonação suave e gentil para transmitir calma e tranquilidade.
- Usar uma entonação interrogativa para incentivar o cliente a se expressar.
- Usar uma entonação afirmativa para demonstrar apoio e compreensão.
- Usar uma entonação negativa para expressar desaprovação ou rejeição.
- Usar uma entonação expressiva para transmitir emoções fortes.
- Usar uma entonação monótona para criar um efeito de monotonia ou monotonia.
- Usar uma entonação ascendente para criar um efeito de suspense ou expectativa.

- Usar uma entonação descendente para criar um efeito de conclusão ou resolução.
- Usar pausas regulares para enfatizar pontos importantes.
- Usar pausas estratégicas para permitir que o cliente processe informações ou emoções.
- Usar pausas inesperadas para criar um efeito de surpresa ou choque.
- Usar pausas prolongadas para criar um efeito de tensão ou suspense.
- Usar pausas infinitas para criar um efeito de meditação ou contemplação.

7. ACELERANDO A CURA COM A ATENÇÃO PLENA (*MINDFULNESS*)

Gente, universo vasto,
Cada olhar, um mundo,
Em cada gesto, um rasto.

A PRÁTICA DE MINDFULNESS, ou atenção plena, originalmente enraizada na tradição budista, tem evoluído significativamente, infiltrando-se nas áreas da psicologia e psicoterapia contemporâneas. Promovendo uma consciência aguçada do momento presente, o *mindfulness* surge como uma ferramenta poderosa para lidar com uma variedade de psicopatologias, transformando a prática terapêutica.

Uma adaptação contemporânea da técnica meditativa budista conhecida como "sati", representa um ponto de convergência entre as tradições orientais milenares e as necessidades terapêuticas do mundo moderno. Um dos elementos do Nobre Caminho Óctuplo, que constitui a essência do ensino budista, *sati* se refere a uma atenção plena, uma consciência vigilante e equilibrada que observa todas as experiências sem julgamento. Esta prática é central para a meditação budista, visando à compreensão profunda da natureza transitória da realidade e o desenvolvimento da compaixão e da sabedoria.

A trajetória do *mindfulness*, desde suas raízes espirituais no Oriente até sua consolidação como uma ferramenta terapêutica no Ocidente, ilustra uma fascinante jornada de adaptação cultural e expansão global.

A transição de *mindfulness* do contexto religioso e espiritual oriental para o campo terapêutico ocidental é amplamente atribuída a Jon Kabat-Zinn (2017). Enquanto professor na Universidade de Massachusetts, Kabat-Zinn desenvolveu o programa Mindfulness-Based Stress Reduction (MBSR) na década de 1970. Seu objetivo era criar um método secular que aplicasse os princípios de *mindfulness* para lidar com estresse, ansiedade, doenças e dor. O MBSR representou uma revolução na maneira como a saúde mental e física poderia ser abordada, marcando o início da integração do *mindfulness* no campo da medicina ocidental. Esse programa estruturado de oito semanas introduziu práticas como a meditação sentada, a atenção plena na respiração, o *body scan* (varredura corporal) e movimentos conscientes inspirados no ioga.

Após a implementação do MBSR, o interesse por *mindfulness* se espalhou rapidamente por centros médicos, hospitais e instituições de saúde em todo o mundo. A eficácia do programa no manejo de condições crônicas de saúde, na redução da dor e no melhoramento da qualidade de vida foi validada por numerosos estudos científicos. Essa popularização levou ao desenvolvimento de outras abordagens, como a Terapia Cognitiva Baseada em *Mindfulness* (MBCT), que combina técnicas de *mindfulness* com elementos da terapia cognitivo-comportamental para prevenir a recaída em pessoas com depressão crônica.

Com a crescente prevalência de estresse e ansiedade nas sociedades modernas, *mindfulness* encontrou um terreno fértil. Sua prática é vista como um antídoto para o ritmo frenético e a constante sobrecarga de informações característicos da vida contemporânea. Além de suas aplicações terapêuticas, *mindfulness* se tornou popular em ambientes corporativos, educacionais e até no treinamento esportivo, como uma ferramenta para melhorar o foco, a produtividade e o bem-estar geral.

A ascensão do *mindfulness* no Ocidente coincidiu com avanços na neurociência, que permitiram uma compreensão mais profunda de como práticas meditativas afetam o cérebro. Estudos de neuroimagem mostraram que o *mindfulness* pode levar a mudanças significativas em áreas do cérebro associadas à atenção, à regulação emocional e à consciência. A integração do *mindfulness* no tecido da medicina e psicologia ocidental não apenas marca uma confluência de sabedorias oriental e ocidental, como também destaca uma era de descoberta científica, particularmente no campo da neurociência. Os avanços nessa área têm proporcionado *insights* cruciais sobre como o *mindfulness* influencia o cérebro e, por extensão, o bem-estar físico e mental.

Uma das descobertas mais significativas relacionadas à prática do *mindfulness* é o seu impacto sobre a neuroplasticidade — a capacidade do cérebro de se reorganizar em resposta a novas experiências. Tradicionalmente, acreditava-se que a estrutura cerebral era relativamente imutável após a infância. No entanto, pesquisas recentes demonstraram que o cérebro continua a se adaptar e a mudar ao longo da vida adulta. Estudos indicam que a prática regular de *mindfulness* pode resultar em alterações estruturais no cérebro, incluindo o aumento da densidade da matéria cinzenta em áreas associadas à memória, à autoconsciência, à compaixão e ao controle emocional.

IMPACTO NA ATENÇÃO E CONSCIÊNCIA

Uma das áreas mais estudadas em relação ao *mindfulness* é a sua influência na atenção e na consciência. A prática de *mindfulness* envolve a manutenção de uma atenção momentânea, um estado de alerta aberto que pode alterar o funcionamento do cérebro. Estudos utilizando técnicas de neuroimagem, como a ressonância magnética funcional (fMRI), mostram que o *mindfulness* está associado a um aumento da atividade em regiões do cérebro relacionadas ao processamento da atenção, como o córtex pré-frontal e o cíngulo anterior. Essas áreas são essenciais para a regulação da atenção, sugerindo que a técnica pode aprimorar a capacidade de manter o foco e reduzir a susceptibilidade a distrações.

Mindfulness, neurocepção e regulação emocional

O conceito de neurocepção, introduzido por Stephen Porges (2017) em sua teoria polivagal (veja o capítulo 4), oferece uma compreensão profunda da resposta humana ao ambiente, enfatizando como percebemos a segurança e o perigo em nível subconsciente. Essa percepção tem implicações significativas no campo da psicologia, sobretudo quando associada à prática do *mindfulness* na regulação emocional.

A prática pode influenciar diretamente a amígdala, uma região do cérebro que é essencial para o processamento de emoções, em particular aquelas ligadas ao medo e ao estresse. A partir do *mindfulness*, observa--se uma redução na reatividade da amígdala, indicando um papel moderador nas respostas emocionais. Além disso, a interação entre a amígdala e o córtex pré-frontal parece ser modulada pela prática, favorecendo uma maior estabilidade emocional e uma resposta mais equilibrada frente a situações estressantes.

Ao integrar o conceito de neurocepção, percebemos que o *mindfulness* pode atuar além do nível consciente, afetando a maneira como o sistema nervoso interpreta sinais de segurança ou ameaça. Segundo a teoria polivagal de Porges, o sistema nervoso possui três estados principais de resposta: o sistema vago-ventral, associado a estados de segurança e socialização; o sistema simpático, ativado em situações de perigo ou estresse; e o sistema vago-dorsal, relacionado a estados de extrema ameaça e desligamento.

A prática do *mindfulness* pode promover um estado de maior equilíbrio no sistema nervoso autônomo, favorecendo o engajamento do sistema ventral-vagal. Isso resulta em uma sensação de segurança e calma, permitindo uma melhor regulação emocional e socialização. Além disso, a atenção plena auxilia na redução da ativação do sistema simpático, responsável pelas respostas de luta ou fuga, diminuindo a reatividade emocional excessiva. Em termos práticos, a neurocepção influencia nossa capacidade de discernir entre situações seguras e ameaçadoras, e o *mindfulness* pode ser uma ferramenta eficaz para recalibrar essa percepção. Indivíduos que praticam a técnica regularmente podem desenvolver uma maior sensibilidade à neurocepção de segurança, sendo capaz de responder de maneira mais adaptativa e menos reativa a estímulos emocionais.

O impacto do *mindfulness* na neurocepção também se estende ao processamento de emoções no córtex pré-frontal. Este é o centro da regulação emocional consciente, responsável por funções como reflexão, planejamento e tomada de decisões. Sua prática fortalece as conexões entre a amígdala e o córtex pré-frontal, facilitando uma melhor regulação das emoções e uma maior capacidade de resposta, em vez de reação.

Além disso, *mindfulness* e neurocepção estão intimamente ligados à resiliência emocional, isto é, a capacidade de permanecer centrado e calmo em situações desafiadoras. Essa estabilidade emocional, fortalecida pela neurocepção de segurança, é fundamental para enfrentar adversidades e estressores da vida cotidiana.

Mindfulness, dor e o cérebro

Outro aspecto significativo do *mindfulness* é sua capacidade de influenciar a percepção da dor. Estudos indicam que sua prática pode modificar a experiência da dor ao alterar a forma como ela é processada no cérebro. Isso é particularmente notável em regiões como o tálamo e o córtex somatossensorial. Ao cultivar uma atitude de aceitação e não reatividade, o *mindfulness* pode alterar a experiência subjetiva da dor, levando a uma diminuição de sua intensidade percebida.

Consciência corporal e interocepção

O *mindfulness* também melhora a interocepção, a consciência das sensações internas do corpo. Práticas como a varredura corporal, um componente comum dos programas de *mindfulness*, aumentam a atividade em áreas do cérebro relacionadas à consciência corporal, como a ínsula. Essa maior consciência corporal pode ter implicações para a regulação da saúde e do estresse, permitindo uma sintonia mais fina com os sinais do corpo e uma resposta mais eficaz.

Implicações clínicas e terapêuticas

As implicações clínicas dessas descobertas são vastas. O *mindfulness* tem sido integrado a tratamentos para uma variedade de condições psicológicas, incluindo depressão, ansiedade e transtornos relacionados ao estresse. Além disso, está sendo explorado como um complemento aos tratamentos para doenças crônicas, como doenças cardíacas e diabetes, dada a sua capacidade de melhorar o controle emocional e reduzir o estresse.

Desafios e perspectivas futuras

Apesar desses avanços, o campo da neurociência do *mindfulness* ainda enfrenta desafios, como a necessidade de estudos mais robustos e de longo prazo para compreender plenamente seus efeitos. Além disso, existe um interesse crescente em desvendar como diferentes formas de prática de *mindfulness* podem variar em seus efeitos no cérebro. A convergência do *mindfulness* com a neurociência abre novas portas para entender a mente e o corpo humano. Com a continuação da pesquisa, espera-se que as práticas de *mindfulness* se tornem cada vez mais refinadas e personalizadas, proporcionando ferramentas poderosas para a saúde mental e física em um mundo cada vez mais complexo e desafiador.

Mesmo com popularidade e eficácia comprovada, o *mindfulness* também enfrenta críticas. Alguns argumentam que sua versão ocidentalizada pode diluir seus aspectos espirituais e éticos fundamentais. Além disso, a comercialização de *mindfulness*, com a proliferação de aplicativos e cursos, levanta questões sobre a fidelidade e a profundidade das práticas oferecidas.

A história e evolução do *mindfulness* é um testemunho de como práticas antigas podem ser reinventadas para atender às necessidades emergentes da humanidade. Sua jornada do Oriente para o Ocidente e sua integração em múltiplos aspectos da vida moderna destacam seu valor universal e atemporal. O *mindfulness*, em sua essência, oferece um caminho para uma vida mais consciente e equilibrada, uma necessidade perene na busca humana por significado e bem-estar.

Mindfulness no psicodrama interno

O *mindfulness* tem se mostrado um instrumento valioso na interseção da psicologia e da neurociência. No psicodrama interno, a atenção plena permite uma exploração mais profunda dos conflitos e narrativas internas, facilitando a compreensão e integração do self. Durante o psicodrama interno, o *mindfulness* ajuda os participantes a observarem suas emoções e reações corporais, promovendo um processamento emocional mais eficiente. Dias Neto (2016), no texto "Atenção plena, presença e sensopercepção: conjunto de recursos somáticos para a prática clínica", destaca a relevância crescente dessa prática na saúde e na educação, particularmente para pacientes com estresse, dor crônica, ansiedade e depressão. Conforme apontado pelo autor, a prática de *mindfulness* pode atuar na mitigação dos

Acelerando a cura com a atenção plena (*mindfulness*)

efeitos do trauma, muitas vezes caracterizado pela desconexão dos indivíduos com eles mesmos, com a natureza e com os outros. Essa desconexão é abordada no psicodrama interno, no qual o *mindfulness* oferece um caminho de reconexão e autocura.

No psicodrama interno, o *mindfulness* se integra harmoniosamente, proporcionando um caminho para explorar e reestruturar as narrativas internas e as interações entre subpersonalidades. Um dos aspectos mais impactantes é sua capacidade de ajudar no rastreamento das sensopercepções corporais ativadas durante a intervenção. A atenção plena facilita a observação e o reconhecimento das respostas físicas e emocionais que emergem durante o psicodrama, permitindo uma maior compreensão e integração das experiências vivenciadas. Este rastreamento consciente pode revelar padrões subjacentes de reação e respostas automáticas, possibilitando uma reestruturação mais profunda do self.

A prática do *mindfulness* ajuda os indivíduos a processarem emoções e traumas de maneira mais eficaz, potencialmente por meio da modulação da atividade da amígdala e do fortalecimento das vias neurais ligadas ao córtex pré-frontal. O foco nas sensações corporais é amplificado pelo *mindfulness*. Esta consciência aprimorada das sensopercepções permite uma exploração mais profunda do impacto somático dos traumas e das emoções. Ao observar suas próprias respostas fisiológicas em um estado de atenção plena, os pacientes aprendem a acalmar seu sistema nervoso, o que é vital na recuperação de traumas.

O entrelaçamento do *mindfulness* com a neurociência oferece uma janela para entender como práticas contemplativas podem influenciar positivamente a saúde mental e o bem-estar. No contexto do psicodrama interno, esta interseção se mostra particularmente frutífera, permitindo uma abordagem mais holística e baseada em evidências para a resolução de conflitos internos e promoção da saúde mental. Ao manter a atenção plena durante o psicodrama interno, os clientes podem se aproximar de suas memórias traumáticas sem ficarem sobrecarregados, permitindo um processamento mais eficaz do trauma. Futuras pesquisas podem se concentrar em aprofundar o entendimento das mudanças neurobiológicas específicas induzidas pelo *mindfulness* no contexto do psicodrama interno, proporcionando *insights* valiosos para aprimorar ainda mais as intervenções clínicas nesta área.

O *mindfulness* ajuda os indivíduos a observar suas "partes" internas — as diversas facetas de sua personalidade — sem julgamento ou resistência. Isso promove uma compreensão mais profunda de como essas partes interagem, conflitam ou cooperam, facilitando um maior autoconhecimento e aceitação.

No psicodrama interno, o *mindfulness* permite que os participantes se conectem com suas emoções de maneira profunda e autêntica. Ao observar e aceitar suas emoções durante o psicodrama interno, podem trabalhar através de conflitos internos e alcançar uma maior resolução e compreensão. O *mindfulness* no psicodrama interno facilita a catarse — a liberação de emoções reprimidas. Ao permanecerem atentos e presentes durante a dramatização, os participantes podem experimentar uma liberação emocional profunda e genuína, que é um passo crucial no processo de cura.

O *mindfulness* fortalece a compreensão da interconexão entre mente e corpo. Isso é essencial tanto na *Somatic Experience*, que se concentra na libertação do trauma armazenado no corpo, quanto no psicodrama interno, que explora as dimensões emocionais e psicológicas do self. Ao praticar *mindfulness*, os indivíduos desenvolvem maior resiliência e equilíbrio emocional. Isso é benéfico tanto para o processamento de traumas em *Somatic Experience* quanto para a navegação nas complexidades dos conflitos internos no psicodrama interno.

EXEMPLOS DE EXERCÍCIOS DE *MINDFULNESS*

Os exercícios a seguir são baseados em práticas comuns de *mindfulness* e meditação, como descritas em diversas fontes literárias e acadêmicas sobre o tema, incluindo os trabalhos de Jon Kabat-Zinn e a abordagem Mindfulness-Based Stress Reduction (MBSR), e as de Mark Williams e Danny Penman em seu programa de *mindfulness* de oito semanas.

Acelerando a cura com a atenção plena (*mindfulness*)

	Exercício de *mindfulness*	Descrição detalhada
1	Respiração consciente	Sente-se em um local tranquilo e confortável. Feche os olhos e foque na respiração. Observe a elevação e queda do abdômen com cada inalação e exalação. Sinta o ritmo da respiração e o movimento do corpo.
2	Observação consciente	Escolha um objeto pequeno e observe-o com atenção. Note sua cor, forma, textura e outras características. Explore o objeto com seus sentidos, sem julgamento ou análise.
3	Escaneamento corporal	Deite-se confortavelmente e feche os olhos. Mova sua atenção lentamente por cada parte do corpo, dos dedos dos pés até o topo da cabeça. Observe sensações, tensões ou relaxamentos.
4	Meditação da uva--passa	Segure uma uva-passa entre os dedos. Examine sua textura, cor e forma. Coloque-a na boca sem mastigar imediatamente. Ao mastigar, observe o sabor, textura e sensações.
5	*Mindfulness* caminhando	Ao caminhar, concentre-se na experiência. Sinta cada passo, o contato dos pés com o chão e o movimento das pernas. Observe como seu corpo se move.
6	Movimento do 8	Fique em pé ou sentado. Faça movimentos circulares com os ombros, desenhando um 8 no ar. Concentre-se no movimento e nas sensações nos ombros e braços.
7	Meditação de generosidade	Realize um ato de generosidade e reflita sobre seu impacto no seu humor e sentimentos.
8	Meditação de ternura	Sente-se em um lugar tranquilo. Feche os olhos e cultive sentimentos de ternura por si mesmo. Observe seus pensamentos e sensações com gentileza e compaixão.
9	Prática dos três minutos	Faça uma pausa para focar em sua experiência atual. Por três minutos, observe seus pensamentos, sentimentos e sensações físicas sem julgamento.
10	Expansão da consciência	Em um ambiente tranquilo, feche os olhos e imagine expandir sua consciência além do corpo. Visualize-se conectando-se com o ambiente ao redor.
11	Meditação do sorriso interior	Sente-se confortavelmente e feche os olhos. Sorria suavemente e imagine o sorriso se espalhando pelo rosto e corpo, trazendo relaxamento e paz.
12	Meditação do som	Encontre um local tranquilo. Feche os olhos e concentre-se nos sons ao seu redor. Ouça cada som sem julgamento ou análise.
13	Visualização guiada	Deite-se ou sente-se confortavelmente. Feche os olhos e siga uma visualização guiada em um ambiente tranquilo e relaxante.
14	Meditação da compaixão	Gere sentimentos de compaixão e amor. Visualize-se enviando esses sentimentos para si mesmo e depois para os outros.
15	*Mindfulness* durante as refeições	Durante uma refeição, concentre-se totalmente na experiência de comer. Observe o sabor, a consistência e o aroma de cada alimento. Mastigue lentamente, apreciando cada aspecto.

8. O PSICODRAMA INTERNO DOS SONHOS

Sonhar, asas da alma,
Em voo, liberta,
Noite que acalma.

A COMPREENSÃO DOS SONHOS tem sido uma jornada intrigante desde a antiguidade, com filósofos como Sócrates, Platão e Aristóteles questionando as noções tradicionais e místicas dos sonhos. Eles desafiaram a ideia de que os sonhos eram influenciados por deuses ou espíritos, propondo uma visão mais naturalista e introspectiva. Aristóteles, em particular, fez observações detalhadas sobre o comportamento dos animais durante o sono, notando paralelos com os sonhos humanos, uma visão pioneira que prenunciava abordagens modernas de entendimento dos sonhos. Na Grécia Antiga, a palavra "oneiros" não se referia ao processo de sonhar ou ao conteúdo do sonho em si, mas aos personagens — os *phantasmata* — com os quais se sonhava. Essa ênfase nos personagens reflete a crença de que os sonhos eram mensagens premonitórias ou comunicações dos mortos, uma visão que persiste até hoje em muitas culturas (Tufik, Levy Anderson e Pinto Jr., 2008).

Freud, o pai da psicanálise, foi pioneiro na utilização dos sonhos no processo de tratamento dos seus pacientes. Segundo ele, os sonhos são formas de lidar com desejos inconscientes, medos e conflitos internos que não podem ser expressos na vida diária. Os sonhos são uma forma de "descodificação" dos conteúdos inconscientes, representados por meio de imagens, símbolos e metáforas. Além disso, Freud também acreditava que o conteúdo dos sonhos é influenciado por fatores externos, como eventos recentes da vida, preocupações e ansiedades, bem como por conflitos mais profundos que remontam a experiências da infância.

De acordo com a teoria freudiana, os sonhos são criados pelo processo de "condensação", em que vários desejos e pensamentos são combinados em uma única imagem onírica. Essas imagens são, então, distorcidas pela defesa inconsciente da pessoa ("censura"), de forma a torná-las aceitáveis para o consciente. A interpretação dos sonhos sugere que, ao compreender as imagens, simbolismos e narrativas presentes em nossos sonhos, podemos ganhar uma compreensão mais profunda de nossos desejos, medos e conflitos internos. Além disso, a interpretação dos sonhos pode ajudar a identificar padrões de pensamento e comportamento que podem estar interferindo em nossa vida diária. Ao explorar a evolução dos estudos psicológicos sobre os sonhos, observamos um progresso significativo desde o final do século 18 até o século 20, período marcado pelas contribuições fundamentais de Freud e Jung. Freud postulava que os sonhos emergem do inconsciente e representam desejos reprimidos, enquanto Jung expandiu essa visão para incluir o inconsciente coletivo, tratando os sonhos como arquétipos — símbolos transmitidos através das gerações.

Para Freud (*apud* Ramalho, 2002), existem três regras fundamentais sobre as quais se deve basear o trabalho da interpretação dos sonhos: 1) o aspecto exterior que o sonho oferece (conteúdo manifesto) não deve nos preocupar, posto que, seja inteligível ou absurdo, claro ou complicado, não constitui de nenhum modo o inconsciente buscado; 2) nosso trabalho deve dedicar-se a despertar representações substitutivas em relação a cada elemento, sem buscar seu conteúdo exato; 3) deve-se esperar até que o inconsciente oculto buscado surja espontaneamente. Na psicoterapia analítica junguiana, os sonhos são interpretados a partir de uma perspectiva testemunhada e é importante levar em consideração as imagens, personagens, cenários e ações presentes neles. Estes elementos são vistos como símbolos que representam aspectos da personalidade do sonhador e podem ser explorados para compreender mais profundamente suas questões pessoais e emocionais. O terapeuta trabalhará com o sonhador para ajudá-lo a descobrir o significado simbólico dos sonhos e como eles estão relacionados à sua vida atual. Isso pode incluir o estudo de mitos, lendas e arquétipos, bem como a análise de questões pessoais e emocionais que podem estar presentes no sonho. Além disso, a psicoterapia analítica junguiana enfatiza o processo de integração dos aspectos inconscientes da personalidade com a consciência. O objetivo é auxiliar o indivíduo a compreender e integrar suas partes mais abandonadas e negadas, e ajudá-lo a encontrar uma sensação de unidade e propósito.

Murray Stein (2019) defende uma abordagem holística dos sonhos, que considera tanto seu aspecto psicológico quanto espiritual. Stein acredita que os sonhos podem nos fornecer *insights* sobre nossos desejos, conflitos e emoções. Eles também podem nos ajudar a lidar com problemas da vida desperta e a crescer como indivíduos. Ele diz que os sonhos são uma forma de comunicação entre o consciente e o inconsciente e nos permite explorar o significado das imagens e símbolos de forma livre e espontânea.

Segundo Tufik, Levy Anderson e Pinto Jr. (2008), a psicanálise é apresentada como uma ferramenta valiosa para explorar o inconsciente por meio dos sonhos, embora muitas vezes foque apenas nos sonhos lembrados após o despertar. Há tentativa de integrar psicologia e neurociência, destacando o conceito de "psico-oniria" de S. H. Foulkes e a neuropsicanálise de Mark Solms, que buscam ligar as descobertas freudianas às da neurociência moderna. Além disso, eles sinalizam intensos debates sobre a influência de fatores orgânicos nos sonhos, como a apneia do sono, que pode ser interpretada tanto neurocientificamente quanto psicanaliticamente.

Joseph Campbell (1990), no seu famoso livro *O poder do mito*, aborda os sonhos como uma parte vital da experiência humana, refletindo os mitos e a jornada do herói, conceitos centrais em seu trabalho. Campbell vê os sonhos como um meio pelo qual o inconsciente comunica mensagens importantes ao consciente, usando símbolos e arquétipos comuns a várias culturas e tradições míticas ao redor do mundo. Ele argumenta que, assim como os mitos, os sonhos servem a uma função psicológica vital, ajudando as pessoas a entender e a navegar nos desafios e transformações da vida. Os sonhos são considerados uma linguagem simbólica que, quando interpretada, pode revelar verdades profundas sobre o eu interior e a jornada da vida de uma pessoa. O autor enfatiza a universalidade desses símbolos e temas encontrados tanto em mitos quanto em sonhos, sugerindo que eles refletem experiências e questões humanas fundamentais.

Georges Salim Khouri

Para Whitmont e Perera (1991), os sonhos são vistos como mensageiros essenciais que transportam informações significativas do inconsciente para a consciência. Eles agem como uma ponte entre o mundo interno e o externo, ajudando a integrar e processar experiências de vida, tanto passadas quanto presentes. Essa integração é crucial para o desenvolvimento pessoal e para a saúde psicológica. Os sonhos são também descritos como sendo ricos em simbolismos e metáforas. Apresentam imagens que, embora muitas vezes sejam enigmáticas e desafiadoras, carregam significados profundos relacionados à experiência pessoal e coletiva do indivíduo. Os autores exploram a ideia de que cada sonho é uma representação dramática, quase teatral, da psique do sonhador. Eles propõem que os sonhos devem ser vistos e analisados como se fossem peças ou cenas de uma peça, em que cada elemento — seja um personagem, objeto ou ação — tem um papel significativo. Essa abordagem ajuda a compreender como os diferentes aspectos do sonho se relacionam entre si e com o sonhador.

Edward Whitmont (1990) vê os sonhos como uma forma de acessar conteúdos psíquicos profundos e muitas vezes desconhecidos pelo indivíduo. Ele argumenta que os sonhos servem como um meio de compensação, em que aspectos não vividos ou insuficientemente desenvolvidos na vida consciente são expressos. Essa compensação é vista como uma tentativa do psiquismo de manter um equilíbrio entre os aspectos conscientes e inconscientes da personalidade. Sugere que a interpretação dos sonhos deve levar em conta o contexto individual do sonhador, além de considerar os arquétipos e mitos culturais. Ao interpretar e integrar os conteúdos simbólicos dos sonhos, o indivíduo pode alcançar um maior entendimento de si mesmo e uma harmonização das várias facetas de sua psique.

Moreno (1972), criador do psicodrama, utilizou o sonho como uma forma de o indivíduo compreender suas emoções, desejos e conflitos internos. Ele acreditava que os sonhos eram uma fonte rica de informações sobre a vida pessoal e emocional do indivíduo. No psicodrama, usava técnicas para a dramatização do sonho, em que o cliente era convidado a representar ou encenar o seu sonho com a ajuda de outros membros do grupo. Isso permite ao cliente explorar seus sentimentos e emoções ligadas ao sonho, e ajudá-lo a compreender suas motivações e conflitos internos. Além disso, usou a técnica de extensão do sonho, em que o cliente era convidado a imaginar ou explorar como o sonho poderia ter sido diferente ou como ele poderia ter se desenrolado de forma diferente. Com isso, o cliente passa a ter uma nova perspectiva sobre o sonho e, a partir daí, explorar novos caminhos para lidar com seus conflitos internos.

NEUROCIÊNCIA DO SONHO

Os sonhos ocorrem durante o sono REM (sigla em inglês para "movimento rápido dos olhos"), fase de sono profundo durante a qual o cérebro é muito ativo e produz imagens visuais e sons. Durante esse período, os músculos do corpo ficam temporariamente paralisados para evitar que as pessoas se agitem ou se movam enquanto dormem. Estudos sobre o sono e o sonho mostraram que diferentes regiões do cérebro são ativadas durante o sono REM. Estas incluem o hipocampo, que está envolvido na memória e na aprendizagem; o córtex pré-frontal, que está envolvido no planejamento, na tomada de decisão e na regulação das emoções; a amígdala, que está envolvida no processamento das emoções, sobretudo o medo; o tálamo, que está envolvido no processamento de sensações e informações; o cerebelo, que está envolvido no controle motor.

Os sonhos que ocorrem fora do estágio REM são geralmente menos intensos e elaborados do que os sonhos que ocorrem nesse estágio. Algumas teorias sugerem que esses sonhos podem ser resultado de transição contínua entre o sono e o despertar, ou que podem estar relacionados a problemas de saúde subjacentes, como distúrbio do sono ou ansiedade.

A neurociência do sonho é uma área em constante evolução que está ajudando a compreender como o cérebro funciona durante o sono e como isso pode afetar a saúde mental e física. Por exemplo, a privação de sono pode levar a sonhos mais intensos e vívidos, enquanto a depressão pode causar sonhos perturbadores. Esses estudos também estão se concentrando cada vez mais em como os sonhos podem ser usados para ajudar a solucionar problemas psicológicos e emocionais.

Sidarta Ribeiro (2021), neurocientista e diretor do Instituto do Cérebro da Universidade Federal do Rio Grande do Norte, defende uma abordagem interdisciplinar dos sonhos. O autor argumenta que os sonhos são uma forma de processamento da informação que ocorre durante o sono. Eles nos ajudam a organizar e integrar nossas experiências, a resolver problemas e a aprender com nossos erros. Ribeiro também afirma que os sonhos podem nos ajudar a compreender melhor a nós mesmos e o mundo ao nosso redor.

A neurociência moderna tem proporcionado muitas descobertas fascinantes sobre os sonhos e sua relação com o cérebro. Aqui estão algumas dessas descobertas: os sonhos são mais comuns durante o estágio inicial do sono REM e tornam-se menos comuns à medida que o estágio avança. Eles são processados em várias áreas do córtex cerebral, incluindo a área temporal e frontal, que estão envolvidas no processamento de sonhos. Essas áreas trabalham juntas para criar imagens, sons, sensações e emoções que ocorrem durante o sono. Eles podem ser recorrentes e lúcidos, o que significa que a pessoa sabe que está sonhando. Além disso, sonhos podem ser influenciados por fatores como estresse, ansiedade, depressão, medicamentos e drogas.

A atividade destas regiões cerebrais durante os sonhos sugere que estes desempenham um papel importante na consolidação da memória, na resolução de problemas, na regulação das emoções e na criatividade. Por exemplo, estudos mostraram que as pessoas privadas de sono REM têm mais dificuldade de se lembrar de novas informações. Além disso, os sonhos podem ajudar as pessoas a resolver problemas enfrentados na vida real. Por exemplo, um estudo mostrou que as pessoas que sonharam com um problema específico eram mais propensas a encontrar uma solução para ele do que as que não sonharam com o problema.

A relação entre os sonhos e os hemisférios cerebrais é complexa e multifacetada. Durante o sono REM, ocorre uma dessincronização da atividade elétrica cerebral, indicando a participação ativa dos hemisférios cerebrais nos sonhos. Estudos sugerem que o hemisfério direito pode estar mais envolvido na geração de sonhos, enquanto o hemisfério esquerdo participa de sua decodificação verbal. Além disso, lesões cerebrais podem afetar a capacidade de se lembrar dos sonhos, indicando a importância de certas regiões cerebrais no processo onírico. Os distúrbios de sono REM, como a narcolepsia e o distúrbio comportamental do sono REM (DCR), são exemplos de como a atividade onírica pode ser afetada por condições neurológicas. A narcolepsia caracteriza-se por sonolência excessiva e cataplexia, enquanto o DCR é marcado por comportamentos desorganizados ou violentos durante o sono REM (Tufik, Levy Anderson e Pinto Jr., 2008).

CORRELAÇÃO ENTRE SONHOS E CONSOLIDAÇÃO DA MEMÓRIA

Consolidação da memória é o processo pelo qual as memórias recentes são estabilizadas e tornam-se mais resistentes à interferência ou esquecimento. É um processo importante para a formação de memórias duradouras e sua recuperação posterior. Esse processo ocorre em várias etapas e envolve uma modificação de conexões neuronais no cérebro que pode ser influenciada por fatores como a intensidade emocional da experiência, a resistência para o indivíduo e a repetição ou prática da informação. Além disso, a qualidade do sono e a atividade física também podem afetar a consolidação da memória.

A correlação entre sonhos e consolidação da memória é complexa e ainda não está completamente compreendida. No entanto, estudos sugerem que o sono pode desempenhar um papel importante na consolidação da memória, sobretudo durante o sono REM, em que ocorre intensa atividade cerebral, incluindo uma atividade neural envolvida na formação e processamento de memórias. O cérebro realiza uma série de processos que envolvem a reorganização e o reordenamento das informações da memória. Isso pode incluir a ligação de informações recentes com informações já existentes, a eliminação de informações desnecessárias e o aprimoramento da memória em longo prazo. Alguns estudos têm mostrado que os sonhos REM são especialmente eficazes na consolidação das memórias de habilidades motoras e procedimentais. Além disso, o sono parece ajudar a integrar as novas informações com as memórias existentes e organizá-las de uma forma que as torna mais acessíveis e facilmente recuperáveis.

Existem evidências científicas de que o sono pode ajudar na consolidação da memória. Alguns estudos sugerem que os sonhos podem ser uma forma de reorganizar e processar informações recentes armazenadas na memória de curto prazo, ajudando a transferi-las para a memória de longo prazo. Outros estudos também indicam que certos tipos de sonhos, sobretudo aqueles relacionados a emoções intensas, podem ajudar na consolidação das memórias emocionais. No entanto, a relação entre sonhos e memória pode ser complexa e influenciada por uma variedade de fatores, incluindo a idade, a saúde geral e o tipo de memória envolvida.

INTERAÇÃO ENTRE TRAUMAS PSÍQUICOS, ESTRESSE TRAUMÁTICO E SONHOS

Indivíduos que sofrem de traumas psíquicos ou estresse traumático frequentemente experimentam distúrbios no sono, incluindo pesadelos frequentes e *flashbacks*. Estes podem envolver cenas intensas relacionadas ao trauma, resultando em despertares abruptos e sentimentos de medo ou angústia. Além disso, há uma interferência significativa na qualidade do sono, com despertares frequentes ou dificuldade de atingir um sono profundo e reparador. Essas perturbações no sono podem levar à fadiga crônica e aumentar o risco de problemas de saúde mental, como ansiedade e depressão.

Pacientes com transtorno de estresse pós-traumático apresentam alterações no sono REM. No TEPT, os períodos de sono REM estão frequentemente reduzidos ou ausentes, e os pacientes relatam sonhos recorrentes sobre o evento traumático, que podem ser perturbadores e causar ansiedade e angústia. Bessel van der Kolk (2014) propôs que o sistema nervoso tenta processar material traumático excessivo durante os sonhos, mas muitas vezes falha devido à intensidade do trauma. O autor ainda sugere que o trauma afeta profundamente a área do cérebro responsável pelo processamento das emoções e memórias, sobretudo o complexo

O psicodrama interno dos sonhos

amígdala-hipocampo. Durante o sono REM, o cérebro tenta processar e integrar experiências emocionais e traumáticas. No entanto, no caso de traumas intensos, esse processo pode ser insuficiente ou falhar, resultando na incapacidade de integrar plenamente essas experiências. Isso pode levar a *flashbacks*, pesadelos, ansiedade, depressão e dificuldades de concentração, sintomas típicos do TEPT.

Os sonhos misturam fragmentos de experiências recentes com outros conteúdos, atuando como um oráculo interno. Refletem também estados psicofísicos e emocionais e problemas gerais, incluindo sonhos traumáticos que revivem traumas.

O PSICODRAMA INTERNO DOS SONHOS

O psicodrama interno dos sonhos é uma abordagem psicoterapêutica que utiliza técnicas clássicas do psicodrama integrando muitas vezes com a terapia da *Somatic Experience*, do *Brainspotting* e do EMDR para promover o processamento de informações traumáticas contidas nos sonhos. Os sonhos, como vimos, podem conter informações sobre experiências traumáticas que não foram processadas adequadamente. As sensações corporais são um importante canal de acesso ao conteúdo emocional dos sonhos. Tenho realizado o manejo empírico do psicodrama interno dos sonhos por meio de duas metodologias, conforme descrito e exemplificado a seguir. A premissa é a de que o psicoterapeuta não interpreta os sonhos, mas ajuda o cliente a compreender o significado simbólico dos elementos dele e a conectar esses significados com suas experiências e emoções.

Uma das características mais importantes do psicodrama interno dos sonhos é a possibilidade de ampliar a vivência na realidade suplementar. Como sabemos, a realidade suplementar é um espaço subjetivo de criação e experimentação, em que o cliente pode explorar seus pensamentos, sentimentos e comportamentos de forma livre e segura. A ampliação da vivência na realidade suplementar permite que o cliente experimente seus sonhos de forma mais completa e envolvente, o que pode ajudá-lo a compreender melhor o significado de seus sonhos e a acessar emoções e memórias que podem estar reprimidas. Possibilita também que o cliente interaja com seus sonhos de forma mais ativa, o que pode ajudá-lo a explorar diferentes perspectivas e possibilidades, bem como a encontrar soluções para problemas que podem estar presentes em seus sonhos. Exemplos de como a ampliação da vivência na realidade suplementar pode ser utilizada no psicodrama interno dos sonhos: o cliente pode ser convidado a representar um personagem de seu sonho. Isso pode ajudá-lo a compreender melhor os pensamentos, sentimentos e motivações desse personagem. Por exemplo, um cliente que sonhou que estava sendo perseguido por um monstro pode ser convidado a representar o monstro. Isso pode ajudá-lo a compreender os medos e angústias que estão subjacentes ao seu sonho. Pode ser convidado a criar cenário para seu sonho. Isso pode ajudá-lo a explorar diferentes possibilidades e soluções para os problemas que estão presentes em seu sonho. Um cliente que sonhou que estava perdido em uma floresta pode ser convidado a criar um cenário para seu sonho, onde ele encontra um caminho para sair de lá.

MANEJO

Procedimento de manejo 1:

a) **Coleta do material onírico:** o terapeuta inicia a sessão pedindo ao paciente que relate um sonho que tenha sido significativo para ele. O terapeuta incentiva o paciente a fornecer o máximo de detalhes possível sobre o sonho, incluindo os personagens, os cenários, as ações e os sentimentos que o sonho evocou.

b) **Visualização do sonho:** o terapeuta orienta o paciente a fechar os olhos e iniciar com uma respiração cadenciada, expirando longo e inspirando curto por alguns minutos. Solicita ao cliente visualizar e repetir o sonho tendo um início, um meio e um fim na tela mental do cinema interno (semelhante ao manejo do psicodrama interno para tratamento de traumas). O paciente é incentivado a lembrar-se dos detalhes do sonho cada vez que repetir a cena e a prestar atenção às emoções, sensações corporais e pensamentos que ele evoca.

c) **Exploração das sensações corporais:** o terapeuta ajuda o paciente a explorar as sensações corporais que o sonho evocou podendo utilizar o manejo da *Somatic Experience*. O terapeuta pode utilizar técnicas clássicas do psicodrama, como o solilóquio, o duplo e o espelho, para ajudar o paciente a acessar e expressar suas emoções.

d) **Reprocessamento do sonho:** o terapeuta ajuda o paciente a reprocessar o sonho. O terapeuta pode utilizar técnicas de EMDR ou *Brainspotting*, como a estimulação bilateral, para facilitar o reprocessamento da informação traumática contida no sonho. A conduta que deve seguir o terapeuta durante o processamento do material onírico, e outro que surja, é de não interpretar nem dar explicação alguma sobre o material que emerge.

Procedimento de manejo 2:

a) **Sonhos repetitivos e traumáticos:** para sonhos repetitivos e traumáticos, o psicoterapeuta pode utilizar uma técnica chamada de "revisitação do sonho", que consiste em pedir ao cliente que reviva o sonho na tela mental, como uma cena de filme, a exemplo do manejo inicial do psicodrama interno para tratamento de trauma (veja o capítulo 6). O psicoterapeuta orienta o cliente a prestar atenção aos detalhes do sonho, incluindo os elementos visuais, auditivos, sensoriais e emocionais. Na revisitação do sonho, o psicoterapeuta também pode pedir ao cliente que faça um simulacro da fase REM. Durante essa fase, os olhos se movem rapidamente de um lado para o outro. O simulacro da fase REM consiste em pedir ao cliente que pisque rapidamente, três a cinco vezes, nos momentos do sonho em que ele experimenta emoções intensas. O objetivo do simulacro da fase REM é estimular a atividade cerebral da fase REM, que está associada ao processamento emocional. A minha hipótese é que, ao revisitar o sonho e fazer o simulacro da fase REM, o cliente pode começar a processar as emoções reprimidas ou traumáticas que estão associadas ao sonho. Ressaltamos que a ideia de intervir com a simulação do movimento ocular é inspirada pela técnica FLASH, desenvolvida por Philip Manfield (*apud* Monteiro, 2020b) no contexto da terapia EMDR. Essa técnica é uma inovação recente destinada a tratar memórias traumáticas de maneira mais suave e menos perturbadora para o paciente, particularmente útil para indivíduos que podem achar difícil ou esmagadora a abordagem padrão do EMDR. No EMDR tradicional, o paciente é orientado a se concentrar diretamente na memória traumática enquanto simultaneamente realiza movimentos oculares (ou outra forma de estimulação bilateral, como toques ou sons). Isso tem como objetivo desencadear o processamento neural da memória, levando à sua dessensibilização e reprocessamento (Monteiro, 2020b).

b) **Sonhos não repetitivos:** para sonhos não repetitivos, o psicoterapeuta pode utilizar uma técnica chamada de "vivência do sonho", que consiste em pedir ao cliente que entre no sonho e viva a experiência, como se ela estivesse acontecendo no presente, na sua realidade suplementar. O psicoterapeuta orienta o cliente a prestar atenção aos seus pensamentos, sentimentos e sensações corporais. Da mesma forma que o Procedimento 1, a exploração e o rastreamento das sensações corporais devem ser feitos. Na vivência do sonho, o psicoterapeuta também pode pedir ao cliente que faça um simulacro da fase REM. O simulacro da fase REM pode ser utilizado nos momentos do sonho em que o cliente experimenta emoções intensas ou em que deseja mudar seu curso. Como dito anteriormente, o objetivo do simulacro da fase REM é estimular a atividade cerebral da fase REM, que está associada ao processamento emocional.

EXEMPLOS DE SESSÃO

Exemplo 1: Ana é uma mulher de 34 anos que viveu dois traumas significativos na sua vida. O primeiro foi um trauma complexo de abuso sexual sistemático durante as idades de 5 a 7 anos. O abusador era o marido de sua avó, que a visitava com frequência. Ana contou-me sobre esse trauma

O psicodrama interno dos sonhos

em uma sessão anterior, e trabalhamos juntos para processar as memórias e crenças negativas associadas a ele. Numa sessão, Ana contou-me um sonho que teve com o abusador. No sonho, ele estava na casa atual dela, com uma arma, tentando mexer no interruptor de luz do quarto de sua mãe. Ana chega e pergunta o que ele está fazendo e pede para ele sair. Ele ri e a pega, jogando-a na cama. Ana entra em desespero. Pude perceber que Ana estava muito ativada ao contar o sonho. Ela apresentava manifestações somáticas como tremor nas mãos e nos braços, respiração acelerada e taquicardia. Propus que Ana fizesse uma intervenção de psicodrama interno do sonho. Essa intervenção é uma técnica que permite à pessoa acessar as memórias traumáticas de forma segura e controlada. Pedi a Ana que se sentasse confortavelmente na cadeira, iniciasse uma respiração em que a expiração devia ser longa e a inspiração, curta e visse na tela mental a cena do sonho do início ao fim várias vezes. Ao ver o abusador na tela mental, Ana começou a se sentir ansiosa e com medo. Percebi que Ana estava com dificuldade de lidar com as emoções que estavam emergindo. Pedi a ela que focasse nas sensações corporais que estava sentindo. Ana disse que estava sentindo um aperto no peito, uma sensação de sufocamento, as mãos trêmulas e o coração acelerado. Expliquei a ela que essas sensações eram o corpo dela reagindo às emoções que estavam sendo trazidas à tona. Sugeri a Ana que fizesse um rastreamento corporal com *mindfulness*. Aos poucos, as sensações corporais começaram a diminuir. Ela começou a se sentir mais tranquila, fortalecida e segura.

Quando Ana se sentiu mais segura, solicitei-lhe que imaginasse ela adulta dentro do sonho conjuntamente com ela criança. Sugeri que ela falasse com o abusador e que se defendesse de alguma forma. Ela disse que não quer que ele a toque, que ele é um homem mau e que ela não quer ficar perto dele. O abusador ri, mas Ana não se intimida. Ela pega uma almofada e joga no abusador. Percebi que Ana estava se sentindo empoderada ao se defender dele. Isso a ajudou a superar a crença negativa de que ela era uma vítima. Pedi a Ana que imaginasse que o sonho estava terminando. Ana decidiu acordar. Ao final da sessão, Ana disse que sentiu que havia feito um bom progresso no processamento do trauma. Ela se sentiu mais segura e empoderada, e disse que estava ansiosa para continuar trabalhando com o sonho nas próximas sessões.

Processamento da sessão: a intervenção de psicodrama interno do sonho foi eficaz para ajudar Ana a reprocessar o trauma do abuso sexual. A técnica do cinema interno permitiu que Ana acessasse as memórias traumáticas de forma segura e controlada. O rastreamento corporal com *mindfulness* ajudou Ana a regular suas emoções e a se sentir mais segura. Ao imaginar que ela adulta estava dentro do sonho, Ana pôde se defender do abusador. Ela resgata um momento importante do passado, de ter alguém para ajudar a sua criança. Ela adulta foi compassiva com a sua criança e isso ajudou ela a se sentir mais empoderada e a superar a crença negativa de que era uma vítima. Ao imaginar que o sonho terminava com ela acordando e se sentindo segura, Ana pôde criar uma narrativa para o trauma possivelmente por ter fortalecido uma nova via neural (neuroplasticidade). Essa nova narrativa é mais positiva e empoderadora, e ajuda Ana a se sentir mais segura e protegida.

O reprocessamento do trauma é um processo gradual que envolve várias etapas. A primeira delas é a de dessensibilização, em que a pessoa é exposta ao trauma de forma segura e controlada, até que as emoções negativas associadas a ele diminuam. A segunda etapa é a de reestruturação cognitiva, em que a pessoa revisa as crenças negativas que desenvolveu a partir do trauma. A terceira etapa é a de integração, em que a pessoa integra o trauma à sua história de vida de forma positiva.

Exemplo 2: a seguir, é apresentado um exemplo de sessão de psicodrama interno dos sonhos.

ANA: Eu tive um sonho em que eu estava sendo perseguida por um monstro. O monstro era grande e assustador, e eu estava com muito medo.

GEORGES: Vamos iniciar nos sentando de forma confortável com as costas e o corpo bem plantados na cadeira. Feche os olhos e inicie uma expiração longa pela boca e inspiração curta pelo nariz.

O psicodrama interno dos sonhos

ANA: (faz como instruído)

GEORGES: Imagine que você está num cinema, um cinema conhecido. Este cinema está vazio e você vai escolher um lugar para se sentar confortavelmente. Na tela do cinema você vai ver seu sonho passando do início ao fim. Quando chegar ao final, vai retornar ao início, e você vai assistir várias vezes, procurando ficar atenta aos detalhes do sonho.

ANA: (segue as instruções e inicia o processo de rever o sonho)

GEORGES: Vá prestando atenção à cena mental e me diga o que você sente no seu corpo quando estava se vendo sendo perseguida pelo monstro.

ANA: (faz uma pausa) Eu sinto meu coração acelerado, minha respiração ofegante e minhas pernas trêmulas.

GEORGES: Vamos explorar essas sensações. Mantenha o foco nessas sensações como se estivesse com uma lupa olhando de perto como essas sensações se manifestam. Imagine agora que o monstro está aqui na sala com você. Como você se sente agora?

ANA: (faz uma pausa) Eu estou com muito medo. Quero correr, mas não consigo.

GEORGES: (usando a técnica do duplo) Eu estou aqui com você. Eu também estou com muito medo. Eu estou aqui para te proteger.

ANA: (chorando) Eu estou com tanto medo.

GEORGES: (usando a técnica do espelho) Imagine você olhando para mim. Eu estou aqui com você, do seu lado. Eu também estou com medo. Mas eu estou aqui para te ajudar.

ANA: (olhando para o terapeuta) Eu estou com medo, mas sei que você está aqui comigo.

GEORGES: (após a cena ter se repetido algumas vezes, o terapeuta tenta uma extrapolação de resistência internamente) Vamos imaginar agora que você consegue enfrentar o monstro. Como você faria isso?

ANA: Eu levantaria a cabeça e olharia para o monstro nos olhos. Eu diria a ele que não tenho medo dele.

GEORGES: (intervém com a técnica do solilóquio) Diga ao monstro o que você pensa e sente.

ANA: (olhando para o monstro) Eu não tenho medo de você. Você não pode me machucar.

GEORGES: Isso. Repita falando com força. Mostre a esse monstro, com a força das suas palavras, que você não sente medo dele.

ANA: (repetindo de olhos fechados, mas com a voz intensa e forte) Eu não tenho medo de você. Você não pode me machucar... (depois de um tempo) Vejo que o monstro começa a desaparecer.

GEORGES: (usando a técnica da estimulação bilateral tátil) Continue falando e inicie um batimento leve e alternado das suas mãos nas suas coxas. Inicie batendo levemente na coxa esquerda e depois na direita. À medida que você vai estimulando bilateralmente, vamos imaginar que o monstro está desaparecendo completamente.

ANA: (repetindo de olhos fechados, mas com a voz intensa e forte) Eu não tenho medo de você. Você não pode me machucar... (depois de um tempo) Eu me sinto aliviada. Eu estou segura... (ela sorri e respira fundo)

GEORGES: Parabéns por enfrentar o seu medo. Você foi muito corajosa.

COMENTÁRIOS: ao conduzir o manejo, sigo as etapas estabelecidas para o psicodrama interno dos sonhos. Inicialmente, crio um ambiente de relaxamento e segurança para o meu paciente, uma etapa crucial para a eficácia do processo terapêutico. Durante a sessão, após induzir o relaxamento, auxiliei meu paciente a visualizar o sonho e a explorar as emoções e sensações associadas. Solicitei a ela que descrevesse as sensações corporais experimentadas durante a visualização do sonho. Esta técnica, que denomino rastreamento das sensopercepções corporais, é originária da terapia *Somatic Experience,* como visto no capítulo 5, e fundamental para que o paciente se conecte com emoções reprimidas ligadas ao sonho. No caso específico em análise, o paciente relatou sentir medo, evidenciado por um coração acelerado, respiração ofegante e pernas trêmulas. Estas sensações corporais são indicativas de que o sonho poderia estar representando um evento traumático ou estressante na vida do paciente. O meu objetivo, como terapeuta, é guiar o paciente através destas descobertas, ajudando-o a entender e integrar estas experiências em seu processo de cura e desenvolvimento pessoal. Para isso, as intervenções com as técnicas clássicas do psicodrama adaptadas ao psicodrama interno foram fundamentais.

O psicodrama interno dos sonhos

Intervenção 1: o rastreamento das sensopercepções corporais ajudou o paciente a se conectar com as emoções reprimidas que estavam associadas ao sonho. A cliente foi capaz de identificar as sensações corporais que estavam associadas ao medo, o que lhe permitiu começar a processá-las.

Intervenção 2: o duplo ajudou o paciente a experimentar as emoções de medo de forma segura e apoiada. O terapeuta representou a parte (o lado) do paciente que estava com medo, o que permitiu ao paciente ver essa parte de si mesmo de uma forma mais objetiva e compassiva.

Intervenção 3: a inversão e extrapolação de resistência fizeram o paciente superar a resistência em confrontar seu medo. O terapeuta pediu ao paciente para imaginar que conseguia enfrentar o monstro que o estava perseguindo, o que o ajudou a começar a ver seu medo de uma forma mais positiva.

Intervenção 4: o solilóquio ajudou o paciente a expressar suas emoções de medo de forma assertiva. O terapeuta pediu-lhe para dizer ao monstro o que pensava e sentia, o que o ajudou a liberar essas emoções de forma construtiva.

Intervenção 5: a estimulação bilateral tátil facilita o processamento e a integração das emoções do paciente. A estimulação bilateral tátil é uma técnica muito utilizada na terapia EMDR e no *Brainspotting*, e ajudou o paciente a acessar e processar as emoções reprimidas que estavam associadas ao sonho. O manejo do sonho possibilitou o processamento e a integração de seu conteúdo emocional para o paciente. Este expressou alívio e segurança ao final da sessão. Também se sentiu corajoso por ter enfrentado seu medo. O paciente explorou suas emoções de medo em seu próprio ritmo.

Exemplo 3: Maria relata um sonho recorrente em que ela está presa em um quarto escuro. Ela não consegue ver nada, nem sair.

GEORGES: M, vamos revisitar o seu sonho.

MARIA: Ok.

GEORGES: (aquecimento da cliente para o cinema interno — vivenciando o sonho repetidas vezes). Imagine-se de volta ao quarto escuro. O que você vê?

MARIA: Eu não vejo nada. Está tudo escuro.

GEORGES: O que você sente?

MARIA: Sinto medo. Sinto que estou sozinha e que ninguém pode me ajudar.

GEORGES: Quando você sentir medo, ou alguma outra emoção ou sensação corporal intensa, peço para que pisque os olhos três vezes.

MARIA: Ok. (continua de olhos fechados e começa a descrever o sonho. Ela fala sobre o quarto escuro, o medo que sente e a sensação de estar sozinha)

GEORGES: Como você está se sentindo agora?

MARIA: Estou muito assustada. Sinto que algo ruim vai acontecer.

GEORGES: (pede para M piscar três vezes)

MARIA: Eu ouvi um barulho. Parece que alguém está me seguindo.

GEORGES: Siga o barulho.

(Maria segue o barulho e vê uma figura sombria no canto do quarto)

GEORGES: O que você vê?

MARIA: É uma figura sombria. Não consigo ver o rosto dela.

GEORGES: Como você está se sentindo agora?

MARIA: Estou muito assustada. Minhas mãos estão suando. Sinto que vou morrer.

GEORGES: (pede para M piscar três vezes)

MARIA: A figura está se aproximando de mim.

GEORGES: O que você faz?

MARIA: Eu grito. (ela grita e a figura se afasta)

GEORGES: Como você está se sentindo agora?

MARIA: Ainda estou com medo, mas estou mais calma.

GEORGES: Continue andando pelo quarto.

(Maria continua andando pelo quarto e, de repente, vê uma luz no fundo do cômodo)

GEORGES: O que você vê?

MARIA: É uma luz. Parece que vem do fim do quarto.

GEORGES: Siga a luz.

(Maria segue a luz e vê que ela está saindo do quarto. Ela sai do quarto e se vê em um campo verde. O sol está brilhando e o céu está azul)

GEORGES: Como você está se sentindo agora?

MARIA: Estou livre! Sinto que finalmente estou livre.

GEORGES: Muito bem, Maria. Pisque agora cinco vezes.

(Maria pisca cinco vezes)

GEORGES: Você acabou de processar o medo que estava reprimindo em seu sonho.

(Maria abre os olhos e sorri)

GEORGES: Como você se sente agora?

MARIA: Me sinto muito aliviada. É como se um peso tivesse sido tirado das minhas costas.

GEORGES: Isso é ótimo. É um sinal de que você fez um bom trabalho.

(Maria e Georges conversam mais um pouco sobre o sonho e como ele se relaciona com a vida de M)

(Fim da sessão)

COMENTÁRIO

A intervenção com o psicodrama interno realizada com Maria foi eficaz no processamento do medo que ela estava reprimindo em seu sonho. Ao convidar Maria a revisitá-lo, ela possivelmente acessou suas emoções e memórias inconscientes. O medo que Maria sentiu no sonho provavelmente representava um medo real que ela estava vivenciando em sua vida. Por ser um sonho não repetitivo, não se trata de alguma ressonância límbica relacionada à memória traumática. O simulacro da fase REM ajudou Maria a processar esse medo de forma mais eficaz. Quando Maria piscou, ela estava sinalizando que estava pronta para enfrentar seu medo. Ao seguir a luz no final do quarto, Maria representou seu desejo de superar o medo e se libertar. O campo verde que ela viu no final do sonho representa um estado de segurança e bem-estar. Ao final da sessão, Maria se sentiu livre do medo que a estava atormentando. Essa é uma indicação de que a intervenção foi bem-sucedida.

Método utilizado

As intervenções aqui apresentadas foram efetuadas com clientes que apresentavam demandas relacionadas a situações traumáticas ou não, e o manejo em todos eles foi realizado conforme o manejo aqui proposto. Os registros do manejo foram feitos em notas ou gravações de minhas observações durante as intervenções e em notas da observação dos resultados destas.

9. *ROLE-PLAYING* INTERNO PARA O DESENVOLVIMENTO DE COMPETÊNCIAS

Desenvolver, brotar,
Na terra da existência,
Crescer, se destacar.

O ROLE-PLAYING PREOCUPA-SE COM o desempenho do papel, e tem como finalidade a ampliação da percepção objetiva dos sentimentos e das atitudes dos outros que desempenham o contrapapel, além de facilitar o desenvolvimento da capacidade de responder mais rapidamente e adequadamente (espontaneidade) às novas situações que a dinâmica da vida oferece. Nesse processo, procura-se romper com os estereótipos de conduta impostos pelos modelos culturais (conserva), abrindo a perspectiva de uma aprendizagem da espontaneidade e criatividade. Para Moreno (1993, p. 182), o *role-playing* deve "proporcionar ao ator uma visão dos pontos de vista de outras pessoas, ao atuar no papel de outros, seja em cena, seja na vida real". Nos procedimentos do *role-playing*, "o diretor deve cuidar de concentrar as dramatizações no papel que está sendo trabalhado contratualmente e em seus papéis complementares, evitando qualquer material que exceda essas relações diretas de complementariedade dos papéis sociais em jogo" (Menegazzo, Zuretti e Tomasini, 1995, p. 113). O *role-playing* interno é um recurso de visualização interna para autotreinamento imaginário de situação futura que vai acontecer com o cliente, a exemplo de apresentações em público, apresentação em bancas para defesa de teses, participação em audiências, demonstração de um produto etc. Seguem abaixo sugestões de manejo:

- O *role-playing* interno funciona no imaginário, e reconstruímos a cena imaginária sempre que possível reproduzindo o cenário real de onde vai ocorrer. Caso o cliente desconheça o local onde vai ocorrer o evento, solicitamos, no processo imaginativo, a criação do cenário imaginário.

- A etapa de aquecimento consiste em descrever no imaginário os detalhes do contexto em que vai ocorrer o evento onde o cliente realizará a ação, sempre perguntando as sensações no corpo e dando tempo suficiente para que possa realizar uma descarga dessas sensações. A ansiedade antecipatória é um sintoma muito frequente e deve ser imediatamente trabalhada para relaxar o campo tenso do cliente e permitir a objetivação no imaginário do papel a ser desenvolvido. Na cena imaginária, é fundamental compreender essas tensões e ansiedades e aprender a se autorregular determinando com clareza as funções do papel operativo que vai jogar.

- No segundo momento, na dramatização de como o cliente imagina se comportar, ficar atento às sensações corporais. Se emergirem emoções, sempre ancorar no corpo. Exemplo:

  Cliente: Estou sentindo um medo muito grande logo que cheguei no local.

  Terapeuta: Me diga onde está esse medo no seu corpo; Ou: "De que forma esse medo pode ser percebido no seu corpo?" Ou: "Preste atenção em como esse medo aparece no seu corpo".

- O terapeuta deve orientar que jogue todos os aspectos que seu papel profissional requeira e a possibilidade criativa possível naquele momento. O objetivo não é relacionado ao conteúdo, e, sim, à desenvolver o comportamento adequado na situação. O terapeuta pode intervir após a vivência interna de toda a cena sugerindo uma situação inesperada para trabalhar a espontaneidade e criatividade do cliente.

- Na etapa de comentários, é importante compartilhar sem críticas, mas levando em conta as dificuldades do cliente. O *role-playing* interno pode ajudá-lo a tomar consciência das inadequações do papel e resolver ou atenuar essas inadequações. É um recurso robusto para facilitar a percepção do próprio papel.

- Ao intervir com o *role-playing* interno, buscamos a reconstrução de um papel operativo de grau de liberdade cada vez mais alto.

Role-playing interno para o desenvolvimento de competências

- É fundamental na própria sessão a possibilidade de repetição da cena. Em cada repetição, solicitar que observe o que poderia ser feito melhor. Ademais, repetir fazendo a correção: orientar a treinar fora da sessão quantas vezes puder e achar necessário.

Exemplo de manejo do *role-playing* interno de um caso de preparação para apresentação de monografia de forma telepresencial, para titulação em Biodança, de uma cliente de 65 anos:

Vamos iniciar com uma respiração da seguinte maneira: você vai expirar longo pela boca e inspirar pelo nariz por cinco vezes, mantendo sua atenção plena na respiração. Você vai acompanhar mentalmente o ar saindo e entrando. Depois vai continuar respirando normalmente, mas mantendo sua atenção plena na respiração até que eu inicie uns comandos que gostaria que você acompanhasse e fizesse mentalmente.

Imagine o dia da sua apresentação da defesa, você começando a se arrumar, colocando sua roupa para a apresentação. Faça o percurso do seu quarto até chegar ao local na sua casa que está o notebook pelo qual você vai fazer a apresentação. Preste atenção ao que vai fazer antes, se vai passar no banheiro, se vai na cozinha pegar uma água, tomar um café, fazer um lanche. Vá mentalizando detalhadamente o que você vai fazer até chegar na hora da apresentação. Pegue o material, as suas anotações. Consegue imaginar o que eu estou falando? Isso, muito bem, como está você nesse momento? Como estão seus sentimentos, sua sensação corporal, seus batimentos cardíacos, como é que você está neste dia? Vai estar só, vai ter gente na casa, você vai pedir para o pessoal da sua casa assistir, sua filha e sua neta, se estiverem na casa, você vai pedir para ficarem quietas e não atrapalhar? Veja como você vai fazer, procure falar naturalmente de modo que te deixe tranquila até a hora da apresentação; procure falar com gentileza com sua filha e com sua neta; segure um pouco a sua emoção, essa ansiedade, mantendo a sua respiração ritmada; agora você vai chegando no local que vai fazer a apresentação e vai ligar o notebook. Imagine como você vai fazer o primeiro contato, se vai mandar alguma mensagem pelo celular para sua orientadora ou para a diretora, ou vai aguardar o chamado e na hora certa vai receber um link; aí você clica no link e imagina quem vai ver primeiro na tela: é sua orientadora e alguns participantes da banca? Não se importe se forem pessoas conhecidas ou não, focalize a sua atenção na imagem das pessoas conhecidas. Olhe bem para elas, tente fazer contato olho a olho com elas, buscando grounding de olho, e vá falando com todos nesse momento, pois é importante, porque vai relaxando. Imagine como é que vai ser o início — a diretora da mesa vai apresentar a banca, depois vai apresentar você e deve fazer uma pequena fala sobre o currículo dos professores da banca e depois sobre o seu. Em seguida, ela apresenta o título do seu TCC e você coloca o slide da sua apresentação. Imagine o início da sua fala, o momento em que você vai passando os slides, a entonação da sua voz, dando ênfase na hora adequada... etc.

Observe que, no manejo do *role-playing* interno, devemos estar sempre na marcação dos detalhes e interagindo com o cliente, perguntando frequentemente como estão as suas sensopercepções corporais e emoções. O objetivo é mantê-lo aquecido durante todo o processo para que gradativamente vá tomando consciência do seu corpo e se autorregulando naturalmente. A seguir, temos o depoimento dessa cliente do que percebeu no processo da intervenção e o seu efeito:

"Comecei com a técnica da respiração, em que inspiramos e expiramos o ar totalmente, esvaziando. O terapeuta iniciou com a técnica (não lembro o nome) em que eu comecei a visualizar o dia da apresentação, desde o local da casa onde eu colocaria o notebook, a escolha da roupa com a qual eu iria me apresentar. Escolhi um vestido vermelho, que comprei especialmente para o dia da apresentação. Iniciei internamente os preparativos para o início. Encontrei a diretora da escola, em primeiro lugar, com quem fui orientada a fazer um grounding com o olhar. Também busquei outros olhares e prossegui. Após a introdução sobre mim, respirei mais fundo e iniciei a apresentação um pouco tensa, mas fiz o movimento dos ombros para diluir a tensão. No meio do trabalho eu já estava mais relaxada e cheguei ao final com alegria e o sentimento de dever cumprido. Após as considerações dos componentes da mesa, ouvi a palavra 'aprovada' pela diretora da escola. Depois, apreciei os elogios dos ouvintes."

Role-playing interno para o desenvolvimento de competências

Depoimento dias após a intervenção: *percebi que a ansiedade está centrada no período que antecede a apresentação. Senti que a ansiedade se encontrava como uma barreira e eu não a estava ultrapassando. Com o trabalho... me vi dentro do momento prazeroso que é a minha apresentação. Em minha cabeça a palavra "aprovada" foi o prêmio pela apresentação! Estou finalizando a preparação para o momento. Tá tudo bem! Lógico que tem um tremorzinho, mas aí eu faço o exercício da respiração!*

Depoimento após a apresentação: *a apresentação foi muito elogiada. Muitos estão mandando mensagem, dando um valioso feedback. Essas foram as mensagens que enviei para você! Em três momentos: dois antes da apresentação e o último depois dela.*

Estou enviando, pois enviei com a emoção do momento. Esse trabalho me trouxe confiança, tranquilidade. Para concluir o material até o dia da apresentação, que foi dali a quatro dias, não fiquei desesperadamente ansiosa. Ao contrário, fui ficando mais e mais tranquila, pois o que visualizei quando a técnica foi usada... Eu não tive dúvidas sobre a minha capacidade de transmitir o que eu havia escrito, o que eu estava convicta de que era interessante para o fechamento do trabalho.

10. PSICODRAMA INTERNO NA TERAPIA DOS SISTEMAS FAMILIARES INTERNOS

Realidades partidas,
Eco entre os eus,
Almas divididas.

RICHARD SCHWARTZ (2004) DESENVOLVEU a terapia dos sistemas familiares internos (*internal family systems*, IFS) baseada em uma visão integrativa e não patologizante da psique humana. Ele propõe que a mente seja composta por várias subpersonalidades ou "partes", cada uma com suas próprias características e funções. Estes são os principais aspectos do modelo IFS:

1   **Self**: o conceito central do IFS é o "self", uma entidade dentro de cada pessoa caracterizada por qualidades como curiosidade, compaixão, calma e confiança. O self é considerado a essência verdadeira de um indivíduo e é distinto das várias partes. É visto como um líder natural capaz de coordenar e harmonizar o sistema interno.

2   **Partes**: Schwartz categoriza as partes internas em três grupos principais:

   • **Partes gerentes (protetores)**: são partes responsáveis por manter a vida cotidiana funcionando suavemente e proteger o indivíduo que sente dor e vulnerabilidade. Elas são proativas, tentando manter o controle e a ordem, gerenciando o desempenho, as relações e a autoestima.

   • **Partes *firefighters* ou bombeiras (protetores reativos)**: enquanto as partes gerentes tentam prevenir a dor, as partes bombeiras agem quando a dor é sentida. Elas são reativas, procurando extinguir ou distrair a dor emocional rapidamente. Isso pode se manifestar em comportamentos impulsivos, violentos ou emocionais

— por exemplo, um suicida, um dependente químico, um alcoólatra, um viciado em jogos etc.

- **Partes exiladas**: estas são partes frequentemente transmitidas de experiências dolorosas, traumas e emoções intensas. São mais jovens e vulneráveis, carregando cargas emocionais do passado. As partes gerentes e bombeiras trabalham para manter essas partes exiladas afastadas da consciência, para proteger o indivíduo que revive a dor.
- **Interação entre as partes**: as partes interagem entre si de maneiras que podem ser harmoniosas ou conflitantes, semelhantes às dinâmicas em um sistema familiar externo. Cada parte tem interesse e desempenha um papel que, originalmente, visa proteger ou ajudar o indivíduo, mesmo que seus métodos possam se tornar problemáticos ou desadaptativos.

Schwartz (2004) argumenta que a visão tradicional da personalidade como uma unidade única é simplista e pode levar a problemas psicológicos, como autoconceito negativo, ansiedade e depressão. Ele defende que, ao compreender e trabalhar com esses sistemas internos, é possível promover o bem-estar psicológico e a mudança pessoal. A ideia de partes, ou estados de ego, tem muita semelhança com papéis internos e personagens na psicoterapia psicodramática. Em algumas situações de conflitos internos, todos nós percebemos vozes interiores contrárias, popularizadas com a imagem mental do demônio e do anjo discutindo entre si. Essa dinâmica é uma forma de perceber o mecanismo de funcionamento das partes internas do nosso psiquismo, como se fossem subpersonalidades em ação ou interação.

Vejamos a seguir o que Khouri (2022a) apresentou sobre os eus parciais, divisão interna, papéis internos, personagens, criança interna ferida e estados de ego:

Moreno (1993, p. 26) revela que os eus fisiológicos, psicodramáticos e sociais são apenas eus parciais; o eu inteiro, realmente integrado de anos posteriores, ainda está longe de ter nascido. É preciso desenvolver, gradualmente, vínculos operacionais e de contato entre os conglomerados de papéis sociais, psicológicos e fisiológicos, a fim de que possamos identificar e experimentar, depois de sua unificação, aquilo que chamamos de "eu" e o "a mim". Na minha visão, o desenvolvimento dos vínculos operacionais saudáveis e harmônicos entre os papéis sociais está intimamente relacionado à harmonização dos papéis internos ou partes, que afetam os papéis sociais. Moreno (1993, p. 26) observou que há "frequentes desequilíbrios no agrupamento de papéis, dentro dos papéis psicossomáticos ou dos papéis sociais e entre essas áreas". Ele afirma que esses desequilíbrios geram atraso no surgimento de um eu real ou intensificam os distúrbios do eu. Dias (1986, 1994, 2006), desenvolvendo a pesquisa intrapsíquica em psicodrama, identifica a coexistência de duas ou mais forças opostas em conflito dentro do mundo interno do indivíduo. Ele denomina essas forças divisão interna, quando se apresentam de forma mais estruturada, a tal ponto que o indivíduo revela sensações diferentes na sua manifestação. Para ele, a identificação e o manejo dessas divisões internas são um aspecto-chave no processo de psicoterapia do indivíduo.

Figura de mundo interno é a pessoa que representa, dentro do mundo interno do cliente, um conjunto de conceitos de postura moral, religiosa, filosófica e modelos de comportamento internalizados. Desse modo, o pai, como figura de mundo interno, não é o pai, mas o pai como representante de determinados conceitos internalizados, assim com o padre Chico não é a pessoa do padre Chico e, sim, ele como representante de uma série de conceitos religiosos (Dias, 2006, p. 87).

O que Victor Dias relata é o que Sándor Ferenczi (*apud* Laplanche e Pontalis, 1992, p. 248) denominou introjeção, como simetria do termo projeção, revelando que "o neurótico procura a solução, fazendo entrar no seu ego a maior parte possível do mundo exterior, fazendo dele objeto de fantasias inconscientes". Essa é uma das gêneses do que denominamos partes ou estados de ego. Essas forças internas se digladiando internamente levam à angústia e ao sofrimento e travam o desenvolvimento da pessoa. No campo da neurose, é frequente observarmos conflitos internos entre uma parte que introjetou conceitos morais da família, da religião, dentre outros, e novos aprendizados e experiências que se contrapõem a essas forças existentes.

Fonseca (2018, p. 256) fala de "eus parciais internos, que surgem do processo de sucessivas internalizações das relações primárias. Se imaginarmos que as relações primordiais são internalizadas como positivas, negativas e neutras, concluímos que existem também eus parciais positivos, negativos e neutros". Fundamentalmente, trata-se da história do apego do paciente. Crianças que foram negligenciadas em seu cuidado (apego inseguro) têm essas partes bem definidas com a consolidação de fobias, medo da separação da mãe, do abandono, de serem rejeitadas. Os traumas complexos, relacionados a *bullying*, abuso sexual, violência doméstica de várias naturezas, principalmente as contínuas (trauma complexo), ao longo do desenvolvimento da criança, vão trazer à tona essas partes internas, que precisam ser bem compreendidas pela pessoa, visto que afetam vários papéis sociais.

Calvente (2002), desenvolvendo a ideia de personagem na psicoterapia, afirma que o personagem tem origem na subjetividade do paciente e está ligado à fantasia, à imaginação e ao ambiente, ocupando um lugar intermediário entre a elementaridade do papel e a complexidade da identidade. Revela, também, que um mesmo personagem pode representar papéis sociais diferentes, concluindo que o personagem é mais estrutural do que o papel social e aparece com mais autonomia e com intencionalidade própria. Esse conceito é similar ao que entendemos como papel interno ou partes. "Os personagens da mente têm uma estrutura mais ou menos elaborada, mais ou menos imposta pela angústia e pelo contexto que lhe dá validade individual-privada, mas igualmente criativa" (p. 29). Para ele, o personagem "pertence a outro nível de abstração, isto é, a uma instância intermediária, de tipo transacional, onde se conjugam identificações mais bem ou menos bem resolvidas, papéis percebidos, aceitos ou impostos. [...] Tem, como já foi dito, uma estrutura e um roteiro, e aparece em distintos papéis" (p. 33).

Segundo Mario Salvador (2018, p. 95), em pessoas com histórico de trauma cumulativo crônico, cujas vidas foram ameaçadas por terem

Psicodrama interno na terapia dos sistemas familiares internos

vivido e crescido em condições de abuso, negligência ou maus-tratos crônicos, esses sistemas de sobrevivência e interação cotidiana podem não estar integrados em uma resposta organizada, coordenada e sequenciada de sobrevivência. Sendo fragmentados, esses sistemas dão origem à personalidade que experimenta, alternadamente, diferentes sentidos de ego. Neurologicamente, cada estado de ego ou parte é uma rede neural que carrega um conjunto de características de personalidade registradas na região subcortical do cérebro, num momento traumático ou de muita tensão na história da pessoa, formando, assim, uma espécie de subpersonalidade que fica aprisionada como se fosse uma memória arqueológica, uma memória do passado, que é ativada por estímulos do presente. A depender da situação, uma parte muito sofrida e ferida inunda o sistema psíquico interno, trazendo muito desconforto e uma gama extensa de sintomas, como pânico, ansiedade e depressão. Salvador (2018, p.127) denomina essas partes de **os excluídos**. Richard Schwartz (2004), como vimos, as chama de **exilados** e Stone (*apud* Salvador, 2018), de **eus repudiados**. Essas partes, algumas vezes, podem ter na sua gênese relação com história dos antepassados, que são transmitidas de forma transgeracional. No campo da neurose, observamos que as partes afloram na sua totalidade como um sistema interno e que elas interagem caoticamente entre si, afetando sobremaneira a saúde psíquica da pessoa. Em geral, quando existem partes excluídas, encontramos também outras partes que a protegem, as **protetoras.** São muitas vezes mecanismos de defesa, que lutam internamente e intensamente para evitar angústia, dor e sofrimento psíquico. No seu extremo (**protetoras reativas**), seguem o caminho da anestesia pelo álcool, pela droga e pelo autoextermínio. Segundo Stone e Stone (2014, p. 47), se energias instintivas naturais são repudiadas ao longo do tempo, começam a operar inconscientemente e acabam perdendo suas qualidades naturais, tornando-se malévolas. Esses casos, ele denomina de energia demoníaca ou eu demoníaco. Na prática clínica, já testemunhei narrativas de clientes sobre crueldades com o outro, no seu comportamento social, que me remeteram a esse fenômeno de manifestação do eu demoníaco. André Monteiro (2020a, p. 10) resume e relaciona a origem das partes a:

- **Diferenciação normal** — a criança desenvolve repertório comportamental em relação a ambientes, membros da família, expectativas do grupo de referência.
- **Introjeção de outros significativos** e formação de modelos interacionais, com o desenvolvimento de papéis sociais, habilidades e estilos interacionais — repetições no futuro.
- **Reação a trauma e/ou abandono/negligência**, como vimos anteriormente, em que a criança fica congelada no tempo-trauma.
- Todos os anteriores.

Cukier (1998, p. 24) revela que, por trás das dificuldades dos seus clientes adultos, existe uma "criança com seus projetos de vingança e resgate da dignidade perdida, e que, exatamente pela perseverança do projeto infantil, acabava criando as dificuldades adultas atuais". Segundo a autora, ocorre no adulto um drama infantil frequentemente com papéis trocados, em que quem abusa e humilha os outros é o cliente adulto. No jogo dos papéis pais-filhos, muito frequentemente testemunhamos uma contaminação do papel dos pais, quando estes não protegem a criança ou tratam-na simetricamente, como se fossem adultos. Essa é uma forma de abuso da criança, pois é um tipo de subordinação de poder.

Milene Féo (2007, p. 4), falando do lugar de terapeuta psicodramatista, nos diz que "somos todos regidos por ambiguidades, procuramos fortalecer em nosso cliente a capacidade de se defrontar com seus múltiplos eus, moradas de desejos e sentimentos, por vezes, conflitantes entre si, podendo suportar suas ambivalências e a impossibilidade de realização de desejos antagônicos". Stone e Stone (2014) corroboram com as ideias de multiplicidade do eu, no que pese salientar que há oposições a essa teoria que fragmenta a personalidade. Para eles, a personalidade já está fragmentada e temos que buscar a consciência dessa fragmentação para fazermos boas escolhas em nossa vida. Veja a seguir um comparativo dos elementos que fazem parte dos pressupostos do IFS (adaptado com base em Richard Scwhartz).

Psicodrama interno na terapia dos sistemas familiares internos

- Os pressupostos do IFS são baseados na premissa de que a mente humana é um sistema complexo, composto por várias partes que interagem entre si.
- As partes saudáveis e feridas são partes da personalidade, e não entidades separadas.
- O eu é uma parte da mente que está sempre presente, mesmo que não seja sempre consciente.
- As partes saudáveis crescem e se desenvolvem quando são apoiadas, o que pode ser feito por meio de um processo terapêutico ou de outras formas de autocuidado.

O self não é uma parte. É a sede da consciência que se caracteriza por ser atenciosa, compassiva e sábia. Quando estamos conectados ao nosso self, nos sentimos centrados, tranquilos e em paz. Também somos mais capazes de lidar com desafios e desfrutar da vida. O self pode ser bloqueado por partes feridas ou temerosas. Essas partes podem nos levar a agir de forma impulsiva, autodestrutiva ou desatenta. O IFS é uma abordagem terapêutica que ajuda as pessoas a acessarem seu self. Ao acessarmos nosso self, podemos desenvolver as qualidades que são essenciais para a cura e para uma vida plena. Essas qualidades são:

- **Curiosidade:** o self é curioso sobre si mesmo e sobre o mundo ao seu redor. Essa curiosidade ajuda a pessoa a se conectar com suas partes interiores e a aprender sobre si mesma.
- **Calma:** o self é calmo e estável, mesmo em situações difíceis. Essa calma ajuda a pessoa a lidar com o estresse e a tomar decisões sábias.
- **Confiança:** o self confia em si mesmo e em suas capacidades. Essa confiança ajuda a pessoa a se sentir segura e a enfrentar desafios.
- **Conexão:** o self tem um senso de conexão com o universo e com todas as pessoas. Essa conexão ajuda a pessoa a sentir-se segura e amada.
- **Clareza:** o self percebe as situações sem os efeitos distorcidos das crenças e emoções extremas. Essa clareza ajuda a pessoa a tomar decisões sábias e a resolver conflitos.

- **Criatividade:** o self é criativo e inovador. Essa criatividade ajuda a pessoa a encontrar soluções para os problemas e a expressar-se de forma autêntica.

Quadro 7 — Os pressupostos do IFS

Pressuposto	Elemento	Descrição
Primeiro pressuposto	Mente composta por partes	A mente humana é composta por várias partes, cada uma com sua própria função e propósito. As partes podem ser saudáveis ou feridas, e podem estar em harmonia ou em conflito umas com as outras.
Partes saudáveis	Funções positivas	As partes saudáveis desempenham funções positivas na mente, como cuidar de nós, nos ajudar a ser criativos ou nos proteger de danos. Funcionalidade operativa.
Partes feridas	Trauma ou negligência	As partes feridas foram traumatizadas ou negligenciadas, e podem carregar memórias, emoções e crenças negativas.
Segundo pressuposto	O self é saudável	O self é responsável pela consciência, pela autopercepção e pela integração das partes.
Terceiro pressuposto	Partes saudáveis crescem e se desenvolvem quando são apoiadas	Quando as partes saudáveis são apoiadas, elas podem se tornar mais fortes e resilientes.

Khouri (2022a) revela que, para muitos autores, o self, neurologicamente, tem a participação do neocórtex pré-frontal orbital, localizado logo acima da sobrancelha. Essa é a região que permite ver a nós mesmos (auto-observação) e, a partir do seu desenvolvimento, é possível diferenciar e conhecer a dinâmica interna da interação subjetiva entre as partes. No psicodrama, o self está na espontaneidade e a sua estrutura é uma configuração de papeis internos, particulares ou coletivos que opera em um processo centrípeto de retrojeção, com aprendizado e subjetivação, e centrífugo de externalização e expansão. Neste movimento centrípeto, entendo que ocorre a diferenciação das partes e, no centrífugo, a consolidação do self espontâneo e criativo. Quanto mais diferenciação e equilíbrio das partes, teremos mais "energia" e presença do self, que nesse modelo seria o centro da pessoa atuando com compassividade e "liderança de si". Para Schwartz (2004, p. 60), as qualidades do self existem desde o nascimento,

Psicodrama interno na terapia dos sistemas familiares internos

ideia que remete ao neuropsicólogo Jaak Panksepp (1998) e à sua descoberta dos afetos primários geneticamente predeterminados para ação natural de defesa e de vida sem participação volitiva.

Vejamos a seguir seis passos para o processo de cura de uma parte ferida, conforme o IFS. Esse mesmo direcionador pode ser adaptado para o
psicodrama interno.

Quadro 8 — Seis passos para o processo de cura

Passo	Descrição
1. Criação de um relacionamento de confiança entre o self do cliente e a parte	O terapeuta ajuda o cliente a identificar e nomear suas partes. As partes podem manifestar-se em uma variedade de formas, incluindo pensamentos, emoções, sentimentos, imagens ou sensações corporais. O terapeuta ajuda o cliente a distinguir a parte do eu e a estabelecer uma relação entre elas.
2. Testemunho	O cliente é convidado a contar a história da parte, incluindo como ela foi ferida e sobrecarregada. O terapeuta fica presente com o cliente e a parte, permitindo que aquele esteja "com" os sentimentos, não "dentro" ou sobrecarregado por eles. O testemunho continua até que a parte se sinta compreendida pelo eu do cliente.
3. Recuperação	Se necessário, a parte é retirada da cena ou recuperada para um lugar onde ela se sinta segura para contar ou mostrar o que aconteceu.
4. Remoção da carga	A parte localiza a carga que adquiriu e a libera. A carga pode incluir crenças, sentimentos e sensações corporais.
5. Convite	Após a carga ser liberada, a parte é solicitada a convidar para dentro de si quaisquer qualidades que ela queira ou precise naquele momento ou no futuro.
6. Integração	A parte é integrada ao sistema. O self do cliente interage com a parte para ajudá-la a encontrar seu novo lugar no sistema. Outras partes podem ser afetadas por esta mudança, então é importante encontrá-las e ajudá-las a se ajustarem à nova realidade.

Observações:

- Os seis passos são inter-relacionados e muitas vezes ocorrem simultaneamente.
- O processo de cura pode ser longo e gradual, podendo ser necessário
repetir os passos com as mesmas ou outras partes.
- O terapeuta desempenha um papel de apoio e facilitação, ajudando o
cliente a acessar e curar suas partes.

O manejo clínico do IFS é feito por meio de duas técnicas básicas: a **visão de dentro** e o **acesso direto**. Essas duas técnicas visam acessar e trabalhar com o sistema interno de um indivíduo. Na **visão de dentro**, o cliente é convidado a se concentrar internamente e descrever o que vê, sente ou ouve. O terapeuta, então, auxilia o cliente a compreender o significado dessas experiências. A visão de dentro é um método eficiente, pois permite ao terapeuta ver e compreender a dinâmica do sistema interno de uma só vez. Além disso, é um método que permite que o cliente desenvolva um relacionamento pessoal com suas partes. No **acesso direto**, o terapeuta conversa diretamente com as partes do cliente. O terapeuta pode perguntar às partes sobre seus papéis, relacionamentos, necessidades e desejos. O acesso direto é um método menos eficiente que a visão de dentro, pois requer que o terapeuta trabalhe com cada parte separadamente. No entanto, é um método que pode ser útil para clientes que têm dificuldade de visualizar o mundo interno ou que precisam desenvolver um relacionamento pessoal com suas partes.

A escolha do método mais adequado para intervir acontece ao longo do processo terapêutico e depende das características do cliente e do objetivo da terapia. Em geral, a visão de dentro é indicada para clientes que podem visualizar facilmente o mundo interno e que desejam desenvolver um relacionamento pessoal com suas partes. O acesso direto é indicado para clientes que têm dificuldade de visualizar o mundo interno ou que precisam desenvolver um relacionamento pessoal com suas partes.

O quadro a seguir compara a visão de dentro e o acesso direto segundo vários critérios.

Quadro 9 — Visão de dentro *versus* acesso direto

Critério	Visão de dentro	Acesso direto
Definição	Método em que o cliente foca internamente.	Técnica em que o terapeuta conversa diretamente com as partes do cliente, observando suas interações internas.
Origem	Desenvolvida a partir da observação.	Influenciada pela terapia gestáltica.
Método	O cliente identifica e diferencia suas partes internas.	O terapeuta conversa diretamente com as partes do cliente.

Psicodrama interno na terapia dos sistemas familiares internos

Aplicação	Eficiente para identificar rapidamente várias partes, promove autoconhecimento.	Útil para clientes com dificuldade de experienciar a visão.
Vantagens	Rápida identificação das partes, promoção da independência do cliente, e realizável pelo cliente entre sessões.	Estabelecimento de um relacionamento pessoal entre terapeuta e as partes do cliente. Útil para compreender e resolver polarizações internas.
Limitações	Alguns clientes podem ter dificuldades de "visualizar" suas partes internas.	Menos eficiente em termos de tempo; pode ser arriscado com clientes altamente polarizados.
Resultados esperados	Autoconhecimento aprimorado, maior autonomia e capacidade de autogerenciamento.	Construção de confiança e segurança nas partes do cliente, facilitando a terapia.
Indicações	Recomendado para a maioria dos clientes.	Indicado para casos em que as partes internas mostrem resistência ou dificuldade à autoexploração.

A seguir, são apresentados alguns exemplos de como a visão de dentro e o acesso direto podem ser usados em terapia:

- Um cliente que está sofrendo de ansiedade pode ser convidado a se concentrar internamente e descrever o que vê. O cliente pode relatar que vê uma parte ansiosa que está gritando e dizendo "eu não consigo". O terapeuta pode, então, ajudar o cliente a compreender o papel dessa parte e a desenvolver estratégias para lidar com sua ansiedade.
- Um cliente que está com dificuldade de perdoar alguém pode ser convidado a conversar diretamente com a parte do cliente que está mantendo o ressentimento. O terapeuta pode ajudar o cliente a entender as necessidades dessa parte e a encontrar maneiras de satisfazê-las.

Visão de dentro

Carlos, um homem de 30 anos, relata que está com dificuldade para se concentrar, dormir e lidar com o estresse. Na sessão descrita, Carlos e o terapeuta trabalham juntos para identificar a fonte da ansiedade. Carlos visualiza sua ansiedade como uma criança pequena e assustada. O terapeuta ajuda Carlos a se conectar com a criança e a oferecer a ela apoio e segurança.

CARLOS: Estou com muita ansiedade ultimamente. Não consigo me concentrar no trabalho, não consigo dormir direito e estou sempre me sentindo preocupado.

GEORGES: Sinto muito que você esteja passando por isso. A ansiedade pode ser uma experiência muito difícil.

CARLOS: É mesmo. Eu não sei o que fazer.

GEORGES: Vamos tentar algo. Feche os olhos e concentre-se em sua ansiedade. Onde você a sente no seu corpo?

CARLOS: Sinto um nó na minha garganta e um aperto no meu peito.

GEORGES: Focalize a sua atenção plenamente nessa sensação no seu corpo e diga o que acontece no seu corpo.

CARLOS: Sinto como se meu peito estivesse se fechando. É como se eu não pudesse respirar.

GEORGES: O que essa sensação quer dizer para você mesmo?

CARLOS: Ela quer me dizer que estou com medo. Estou com medo de tudo.

GEORGES: Agora, tente visualizar essa ansiedade. O que você vê?

CARLOS: Vejo uma criança pequena, sentada em um canto, chorando.

GEORGES: Como essa criança se sente?

CARLOS: Ela está com medo. Ela está com medo de tudo.

GEORGES: E o que ela quer e o que você sente por ela?

CARLOS: Ela quer que eu a ajude. Ela quer que eu a proteja. Eu sinto pena dela. Eu quero ajudá-la a se sentir melhor.

GEORGES: Você pode falar com ela?

CARLOS: (fala em voz baixa) Olá, pequena. Estou aqui para você. Não precisa ter medo. Eu vou te proteger.

(a criança olha para Carlos com um sorriso)

CARLOS: (continua falando) Eu sei que você está com medo, mas tudo vai ficar bem. Eu estou aqui para você.

(a criança sorri ainda mais)

GEORGES: Como você se sente agora?

CARLOS: Estou me sentindo um pouco melhor. Ainda estou com um pouco de medo, mas estou me sentindo mais confiante.

GEORGES: Isso é ótimo! Vamos continuar trabalhando com essa criança para que ela possa se sentir mais segura e confiante.

Ao longo de várias sessões, dediquei-me a construir um ambiente seguro e confiante para esta criança ansiosa. De modo gradual, percebi que a criança começou a se sentir mais segura e, paralelamente, o cliente começou a apresentar uma diminuição significativa em sua ansiedade.

Na minha abordagem, orientei o cliente a visualizar sua ansiedade como uma parte interna, especificamente uma criança pequena, assustada e necessitada de proteção. Ao longo das sessões, auxiliei meu cliente a estabelecer uma conexão profunda com essa parte interna, ajudando-o a compreender e atender às suas necessidades. O diálogo entre o cliente e essa parte interna tornou-se um aspecto crucial do processo terapêutico. Encorajei o cliente a se comunicar diretamente com essa criança interna, facilitando o desenvolvimento de um relacionamento saudável e solidário. Esse relacionamento foi fundamental para aumentar a segurança e a confiança da criança interna. Com o avanço da terapia, observei que a parte interna começou a integrar-se mais ao self do cliente, resultando em uma redução da ansiedade e uma capacidade aprimorada do cliente para lidar com situações estressantes de maneira mais saudável e adaptativa.

Técnica da sala (Richard Schwartz, 2004)
Objetivo: diferenciar o self de outras partes, sobretudo aquelas polarizadas com a parte original; permitir que o self desenvolva um relacionamento pessoal com a parte original.
Etapas: o terapeuta pede ao cliente para visualizar a parte original e colocá-la em uma sala.

1 O terapeuta pede ao cliente para observar a parte do lado de fora da sala.
2 O terapeuta pergunta ao cliente como ele se sente em relação à parte.
3 Se o cliente responder com um sentimento que não se aproxime de compaixão, aceitação ou curiosidade, o terapeuta pede ao cliente para encontrar a parte, ou as partes, que estejam fazendo ele se sentir assim.

4 O terapeuta pede à parte, ou às partes, para se separarem do self por alguns minutos.

5 O terapeuta repete os passos 3 e 4 até que o cliente responda com um sentimento de compaixão, aceitação ou curiosidade.

Mecanismos psicológicos e neurobiológicos envolvidos:

A técnica da sala faz uso de processos de atenção, imaginação e conscientização. A separação da parte original do self pode ajudar a reduzir a influência de emoções negativas associadas à parte, como medo, raiva ou vergonha. A observação da parte do lado de fora pode ajudar o self a desenvolver uma perspectiva mais objetiva sobre a parte. A separação de partes polarizadas pode ajudar a criar um ambiente mais propício para a comunicação e a resolução de conflitos.

O psicodrama interno pode ser utilizado de forma semelhante às técnicas visão de dentro e acesso direto (Schwartz, 2004), dirigido pelo terapeuta, indo mais além ao intervir com solilóquios, inversão de papéis, concretização e outras técnicas do psicodrama clássico. A técnica da sala também pode ser adaptada ao psicodrama interno, sendo também potencializada em seus resultados por conta da possibilidade de ser manejada com as outras técnicas do psicodrama clássico. Se a parte protagonista for decorrente de memórias traumáticas, podemos utilizar o modelo do psicodrama interno para tratamento de trauma (Khouri, 2018), conforme o capítulo 6. Tudo se passa na mente e vamos trazer para o corpo e para o ambiente. Quando investigamos o ambiente, estamos avaliando contextos e estímulos ativadores de partes. Ao utilizarmos as técnicas do psicodrama, fatalmente haverá ativação no corpo, o que nos convoca a intervir, caso necessário, com as técnicas da bioenergética ou da *Somatic Experience*, do EMDR e *Brainspotting*.

Exemplo de diferenciação de partes intervindo com psicodrama interno

Deise, 41 anos, sempre ficava com baixa autoestima depois da fala do pai ou da sócia, que nunca reconhecem o que ela faz por eles. Naquela semana,

Psicodrama interno na terapia dos sistemas familiares internos

tanto as falas do pai quanto as da sócia ativaram essa parte ou papel interno. Convidei-a a ver o que estava acontecendo de uma outra forma. Depois do aquecimento verbal, ao contar a cena gatilho, iniciamos o aquecimento específico com relaxamento, respiração ritmada e *mindfulness*. Na fase de dramatização, intervim com o psicodrama interno:

GEORGES: Deise, você disse que sempre fica com baixa autoestima depois da fala do pai ou da sócia. Você consegue visualizar essa parte interna de baixa autoestima?

DEISE: Sim, consigo. Eu a vejo como uma menina pequena, de uns 10 anos, vestida de branco. Ela está sentada num canto, agachada, e parece muito triste.

GEORGES: Você pode me dizer o que ela está pensando e sentindo?

DEISE: Ela está pensando que não é boa o suficiente, que nunca vai conseguir nada na vida. Ela está se sentindo muito sozinha e desamparada.

GEORGES: Você consegue ver essa parte interna de baixa autoestima de uma forma diferente?

DEISE: (pensa por alguns instantes) Eu consigo vê-la como uma parte de mim, mas não como eu mesma. É como se ela fosse uma criança que precisa do meu cuidado.

GEORGES: Isso é ótimo, Deise! Isso significa que você está começando a diferenciar essa parte interna do seu self.

DEISE: (sorri) É verdade. Eu estou começando a vê-la com mais compaixão.

GEORGES: Imagine que você está com ela próximo de sua casa e, agora, eu gostaria que você entrasse na sala com a sua parte adulta. Você pode falar com a menina e dizer o quanto você a compreende e que está lá para ajudá-la.

DEISE: (faz uma pausa para se concentrar) Olá, pequena. Eu estou aqui para você. Sei que você está se sentindo muito mal, mas eu estou aqui para ajudá-la. Eu vou cuidar de você. (a menina olha para Deise com um sorriso)

DEISE: Eu sei que você acha que não é boa o suficiente, mas isso não é verdade. Você é uma menina muito especial e eu te amo muito. (a menina se levanta e abraça Deise)

GEORGES: Agora, eu gostaria que vocês caminhassem juntas pela sala. Você pode explorar o que essa parte tem de bom.

DEISE: (caminha pela sala com a menina) A menina é muito criativa e inteligente. Ela também é muito corajosa e determinada.

GEORGES: Muito bom, Deise! Agora, eu gostaria que você falasse sobre como pode incorporar essas qualidades no seu dia a dia.

DEISE: Eu posso começar a me dedicar mais aos meus *hobbies*. Eu também posso começar a me desafiar mais nos meus projetos.

GEORGES: Isso é ótimo, Deise! Você está no caminho certo para integrar essa parte interna ao seu self.

O terapeuta e a cliente continuam trabalhando com a integração da parte interna de baixa autoestima durante várias sessões. Gradualmente, Deise começa a se sentir mais confiante e segura de si mesma.

COMENTÁRIO: este exemplo trata de um processo de diferenciação de partes intervindo com psicodrama interno. Utilizamos também a ideia da técnica da sala de visita. O terapeuta auxilia o cliente a visualizar a sua parte interna de baixa autoestima como uma criança. Essa intervenção ajuda o cliente a se conectar com a sua parte interna de forma mais profunda e a desenvolver uma relação mais compassiva com ela. Em seguida, o terapeuta convida o cliente a entrar na sala com a sua parte adulta.

Pedi que ela visualizasse a parte Deise com baixa autoestima caminhando até uma sala imaginária bem arrumada e confortável. Ela imaginou e se conectou com a sala da casa onde morava aos 16 anos, na época em que a mãe morreu. Pedi para ela sair da sala e olhar essa parte através de uma janela e, a partir daí, me dizer o que pensa e sente quando vê essa parte. Ela me perguntou se poderia espiar pela porta, e eu disse que sim. Essa sutil intervenção estimula a diferenciação entre a parte de baixa autoestima e o seu self (adulto). Ela revelou que via essa parte num canto, agachada, vestida de branco e não sentia nada por ela. Como não havia nenhum sentimento aversivo, entendi que ela estava observando de forma mais compassiva através do seu self. Propus, então, que entrasse na sala com sua parte adulta, para interagir e dar um suporte à jovem agachada, dizendo quanto compreendia as razões de ela ficar assim tão para baixo. Solicitei também ao self que explorasse o que aquela parte tinha de bom e que caminhassem juntas, de modo a encontrar uma maneira de incorporar as suas qualidades ao seu dia a dia.

Essa intervenção ajuda o cliente a integrar sua parte interna de baixa autoestima ao seu self. Por fim, o terapeuta ajuda o cliente a explorar as qualidades positivas da sua parte interna. Essa intervenção ajuda o cliente a incorporar essas qualidades ao seu dia a dia.

Vejamos a seguir outra intervenção com o psicodrama interno utilizando o recurso do cinema imaginário:

Valter é um homem de 34 anos que está em terapia para lidar com sentimento de rejeição e abandono. Ele relata uma cena em que se sentiu rejeitado por uma mulher com quem estava ficando. Essa cena desencadeou sentimento de rejeição e abandono que Valter já vinha carregando há muito tempo. Valter havia saído com essa mulher, de quem gostava muito, e estava se sentindo confiante e feliz, mas a situação mudou quando ela começou a conversar com outros homens. Valter sentiu um aperto no peito e começou a se sentir rejeitado. Ao relatar essa cena para o terapeuta, ele começou a chorar. Disse que se sentiu como se estivesse sendo rejeitado novamente pelo pai.

GEORGES: Valter, imagine você entrando num cinema imaginário. Escolha um lugar, escolha a distância da tela, preste atenção inclusive no contexto. O cinema está vazio, mas observe o contexto, as cadeiras, a forma das cadeiras, como elas estão, a cor. Escolha um local que você vai se sentar, sente-se, coloque-se numa posição confortável na cadeira. Agora vai passar um curta-metragem dessa cena que você viveu, só que eu quero que você veja a cena de fora: você vai se ver, vai ver a cena toda. Eu quero que você comece a ver essa cena, digamos assim, alguns momentos antes do início. Como é que você estava antes do local?

VALTER: Eu cheguei de táxi, estava com três amigas, e estava ficando com uma delas.

GEORGES: Você pegou o táxi — veja isso na cena, não precisa me contar agora. Eu quero que você veja a cena desde a hora em que você tomou o táxi até o local aonde chegou. Veja a cena toda até o final e vá um pouco mais além. Quando chegar no final, você vai voltar para o início e, a cada volta, procure prestar ainda mais atenção aos detalhes. Que venham mais lembranças, coisas que você possa registrar. Pode iniciar o filme, não precisa me falar agora. Apenas observe, ao ver as cenas, se surgem sensações no seu corpo, se as cenas que você vê do passado ativa no aqui e agora alguma sensação no seu corpo.

VALTER: (vê a cena interna)

GEORGES: Você vai ver a cena várias vezes. Sempre que voltar para ver o início, procure ver com mais detalhes, procure identificar os momentos que foram mais significativos. Esses momentos ativam sensações no seu corpo. Agora, toda vez que perceber uma sensação a partir de uma cena vista, você vai me falar da sensação. Quando voltar para o início da cena, eu quero que você me conte tudo que está vendo.

VALTER: (vê a cena várias vezes)

VALTER: Eu estou na fila da casa de *show*, com a minha amiga, e a gente está conversando.

GEORGES: E aí?

VALTER: Aí a gente entra na casa de *show*, e a gente encontra um grupo de amigos. A gente começa a dançar, e a menina com quem eu estava ficando começa a conversar com uns caras.

GEORGES: Sim.

VALTER: Aí ela começa a se afastar de mim e fica conversando mais com eles. Eu começo a ficar com um pouco de ciúmes, mas tento disfarçar. Começo a sentir um aperto no peito e um calor no rosto.

GEORGES: (para si mesmo) Estou vendo que o Valter está sentindo muita dor emocional nessa cena. Parece que ele está ativando uma parte interna de si mesmo que se sente rejeitada, desvalorizada e indigna de amor.

GEORGES: Valter, você consegue visualizar essa sua parte interna?

Psicodrama interno na terapia dos sistemas familiares internos

VALTER: (faz uma pausa) Sim, eu consigo. Eu vejo um menino pequeno, sentado no chão, abraçando os joelhos. Ele está chorando.

GEORGES: (para si mesmo) Essa é a parte interna de Valter que está sentindo rejeição e abandono.

GEORGES: Vamos conversar com ele.

GEORGES: (para Valter criança) Oi, menino pequeno. Meu nome é Georges. Eu estou aqui para te ajudar.

VALTER CRIANÇA: (chorando) O que você quer comigo?

GEORGES: Eu quero te ajudar a se sentir melhor. Você está se sentindo muito triste e abandonado.

VALTER CRIANÇA: É verdade. Eu me sinto assim há muito tempo.

GEORGES: Você sabe por que se sente assim?

VALTER CRIANÇA: É porque eu não sou bom o suficiente. Ninguém nunca me quer de verdade.

GEORGES: Você acha que pode ser porque teve alguma experiência negativa no passado?

VALTER CRIANÇA: Pode ser. Eu me lembro de que meu pai me abandonou. Nunca mais me senti amado desde então.

GEORGES: Eu entendo como você pode estar se sentindo… Valter, eu quero que você imagine que está de volta à cena da casa de *show*. Só que, desta vez, você vai entrar em ação e dar um troco. Você não vai mais ver a cena numa tela. Você vai agir na realidade suplementar. Você vai se aproximar de outro grupo e conhecer alguém interessante. Lembra que você queria desconstruir essa crença de que só se sente desejado se estiver com alguém? Então, vamos lá.

VALTER: (pensa por um momento) Ok, eu vou tentar.

GEORGES: (acompanha Valter na sua visualização) Você está na fila da casa de *show*, com a sua amiga, e estão conversando. Vocês entram, começam a dançar, e a menina com quem você estava ficando começa a conversar com outros rapazes.

VALTER: (visualiza a cena) Sim, eu estou vendo.

GEORGES: Aí ela começa a se afastar de você, e fica conversando mais com eles. Você começa a ficar com um pouco de ciúmes, mas tenta disfarçar.

VALTER: (visualiza a cena) Sim, é isso mesmo.

GEORGES: Mas, desta vez, você não vai deixar isso passar. Você vai se aproximar de outro grupo e conhecer alguém interessante.

VALTER: (visualiza a cena) Ok, eu vou fazer isso.

GEORGES: (acompanha Valter em sua visualização) Você vê um grupo de pessoas que estão se divertindo. Você se aproxima e começa a conversar. Você encontra alguém por quem se interessa, e vocês começam a dançar. Vocês se divertem muito juntos e acabam se beijando.

VALTER: (visualiza a cena) É isso mesmo, eu consegui!

GEORGES: (para o Valter adulto) Como você está se sentindo agora?

VALTER: (se sente feliz e confiante) Estou me sentindo muito bem. Eu me sinto desejado, e eu me sinto amado.

GEORGES: (para Valter criança) E você, menino pequeno? Como está se sentindo?

VALTER CRIANÇA: (sorrindo) Estou me sentindo muito melhor. Eu me sinto amado e querido.

GEORGES: (para Valter adulto) Valter, você conseguiu dar um troco para a sua parte criança abandonada. Você mostrou a ela que ela é amada e desejada.

VALTER: (agradecido) Obrigado. Foi bom isso. Me sinto melhor.

GEORGES: (para Valter adulto) Você pode continuar a integrar essa experiência à sua vida. Você pode se lembrar dessa cena sempre que se sentir rejeitado ou abandonado. Pode lembrar que é amado e desejado, e que merece ser feliz.

VALTER: (promete) Vou fazer isso.

Terapia encerrada.

COMENTÁRIO: nesse caso, eu proponho uma intervenção com psicodrama interno que permite a Valter integrar sua parte criança abandonada ao seu self. Ao rever uma cena do passado de intensa experiencia emocional, emerge uma parte exilada, a criança ferida abandonada de Valter. Eu o convido a visualizar uma nova cena, na qual ele dá um troco para fortalecer sua parte criança, mostrando-lhe que ela é amada e desejada. Essa intervenção é baseada na ideia de que, ao confrontar nossas crenças limitantes e experimentar novas possibilidades, podemos começar a integrar as nossas partes internas conflitantes. No caso de Valter, sua crença limitante era de que ele só se sentia desejado se estivesse com alguém. A intervenção do terapeuta lhe permite experimentar uma nova crença, na qual ele se sente amado e desejado mesmo quando está sozinho. Essa nova crença pode ajudar Valter a se sentir mais confiante e seguro, bem como facilitar a integração da sua parte criança abandonada ao seu self. É importante ressaltar que a integração de partes internas é um processo lento e gradual. É preciso tempo e prática para que as partes conflitantes possam se unir e formar um self integrado. No caso de Valter, é provável que ele precise continuar praticando a visualização da nova cena, até que a nova crença se torne mais forte e mais consistente.

Exemplo de polarização de partes

João tem 25 anos e é solteiro. Trabalha como programador em uma empresa de tecnologia. Apresenta sintomas de ansiedade, como insônia e falta de concentração.

GEORGES: Como você está se sentindo hoje, João?

JOÃO: Bem, estou um pouco ansioso. Tenho um prazo importante para cumprir esta semana.

GEORGES: E o que você sente quando fica ansioso?

JOÃO: Fico agitado, com dificuldade de me concentrar. Às vezes, até tenho dificuldade para dormir.

GEORGES: (pede a João para fechar os olhos e se concentrar em sua respiração)

JOÃO: (faz o que o que Georges pede)

GEORGES: (guia João para se conectar com a parte de si que está ansiosa)

JOÃO: (começa a sentir um aperto no peito e uma sensação de agitação)

GEORGES: (pede a João para ter curiosidade sobre essa sensação corporal que foi ativada, procurando rastreá-la. Então lhe pede para dar um nome a essa parte)

JOÃO: (depois de alguns minutos) Vou chamá-la de "parte trabalhadora".

GEORGES: (guia João para se conectar com a parte de si que está preocupada com a ansiedade)

JOÃO: (começa a sentir um aperto no estômago e uma sensação de medo)

GEORGES: (pede a João para dar um nome a essa parte)

JOÃO: (depois de alguns minutos) Vou chamá-la de "parte ansiosa".

GEORGES: (pede a João que imagine um espaço seguro onde ele possa encontrar essas duas partes)

JOÃO: (imagina um bosque tranquilo)

GEORGES: (pede a João que convide as duas partes para o espaço seguro)

JOÃO: (faz o que Georges pede)

GEORGES: (pede a João que converse com as duas partes)

PARTE TRABALHADORA: Eu só quero que você seja bem-sucedido. Quero que você se sinta orgulhoso de si mesmo.

PARTE ANSIOSA: Eu só quero que você esteja bem. Não quero que se machuque.

JOÃO: Eu entendo vocês duas. Eu quero ser bem-sucedido e me sentir orgulhoso de mim mesmo. Mas também quero estar bem e não me machucar.

GEORGES: (interrompe a conversa) João, eu gostaria de lhe propor uma experiência. Gostaria que você fosse a parte ansiosa e que a parte trabalhadora fosse eu.

JOÃO: (olhos arregalados)

GEORGES: Vamos lá, experimente.

JOÃO: (fecha os olhos e se concentra na parte ansiosa)

GEORGES: (guia João para que assuma a postura e a voz da parte ansiosa)

JOÃO: (com a voz trêmula) Eu estou tão preocupada, João. Não quero que você se machuque.

GEORGES: (olha para João e sorri) Percebe como a parte ansiosa está preocupada com você? Ela só quer o seu bem.

JOÃO: (ainda com a voz trêmula) Eu sei, mas eu também quero ser bem-sucedido.

GEORGES: (olha para João e balança a cabeça) Percebe que a parte trabalhadora também está preocupada com você? Ela quer que você seja feliz e realizado.

JOÃO: (com a voz mais firme) Eu entendo. Preciso encontrar um equilíbrio entre as duas coisas.

GEORGES: (sorri novamente) Isso mesmo. Você precisa encontrar um equilíbrio entre as necessidades da parte ansiosa e as necessidades da parte trabalhadora.

Comentário

Em meu trabalho terapêutico com João, empreguei o psicodrama interno para auxiliá-lo a identificar e negociar com duas partes polarizadas dentro de si. Guiei João, o self, a se conectar com essas partes, compreendendo suas intenções e buscando um acordo que satisfizesse as necessidades de ambas. As partes que atuam como gestores ou protetores são essenciais para manter o cliente seguro, reprimindo sentimentos exilados, que são aspectos do self rejeitados ou abandonados. Já os distratores ou bombeiros protegem o sistema ao distrair o cliente desses sentimentos, recorrendo a comportamentos de evasão, como procrastinação ou abuso de substâncias. A polarização das partes surge quando gestores e bombeiros entram em conflito sobre como garantir a segurança do cliente. Gestores podem pressionar por um trabalho árduo, gerando ansiedade ou esgotamento, enquanto os bombeiros podem promover relaxamento e diversão, levando à procrastinação ou negligência. Ao perceber essa polarização, trabalho com o cliente para entender como as partes se ativam mutuamente e identificar seus receios. Meu objetivo é ajudar o cliente a equilibrar as necessidades de ambas as partes, expressando sentimentos exilados de forma segura e saudável. No caso de João, a parte trabalhadora (gestor) pressiona-o a cumprir prazos, enquanto a parte ansiosa (bombeiro) busca distraí-lo da ansiedade. Ajudei João a compreender que ambas as partes agem motivadas por cuidado e amor. Utilizei a técnica de inversão de papéis internos, uma abordagem psicodramática, para promover essa conexão. Interrompi a conversa entre as partes sugerindo que João assumisse o papel da parte ansiosa. Essa intervenção permitiu que ele compreendesse e se conectasse com suas preocupações. Ao assumir o papel da parte trabalhadora, João expressou seu desejo de sucesso e orgulho pessoal. Facilitei o processo para que João

Georges Salim Khouri

percebesse que ambas as partes buscam o melhor para ele. Ao final da sessão, João expressou um entendimento mais claro sobre como equilibrar as necessidades dessas partes, indicando seu compromisso com esse equilíbrio. Nas próximas sessões, continuarei a trabalhar com João nesse processo, buscando uma integração harmoniosa de suas partes internas.

ANEXO

RASTREAMENTO DAS SENSAÇÕES CORPORAIS

Metamodelo de perguntas operativas
Para organizar e ampliar a abordagem sobre o rastreamento de sensações integrando com o manejo do psicodrama interno, é importante primeiro compreender claramente cada conceito e, em seguida, explorar como esses métodos podem ser inter-relacionados. Vou começar por delinear os metamodelos e maneiras de abordagem e depois integrar com o psicodrama interno.

RASTREAMENTO DAS SENSAÇÕES

Metamodelo de perguntas operativas
Este modelo envolve perguntas que guiam o indivíduo a focar nas sensações corporais e emocionais em resposta a determinados contextos ou experiências.

Perguntas como "O que você sente quando...?" e "Em que parte do corpo você sente tensão?" são fundamentais para identificar e localizar sensações físicas e emocionais.

Manejo:
- O objetivo é ajudar o indivíduo a aumentar a consciência corporal e a conexão com as emoções.
- Técnicas como atenção plena, foco na respiração e visualização podem ser usadas para aprofundar a percepção das sensações e emoções.
- Manejo da *Somatic Experience*.

Triângulo de titulação, recurso e integração:
- A titulação envolve a exposição gradual ao trauma ou a sensações desconfortáveis.
- O recurso refere-se à identificação de elementos que proporcionem segurança e conforto.
- A integração aborda a incorporação de experiências traumáticas de maneira saudável.

ROSE (Ressonância, Observação, Relato do Cliente, Educação):
- Enfatiza a importância da empatia, observação cuidadosa, escuta ativa e educação sobre o processo terapêutico.

SIBAM (Sensação, Imagem, Comportamento, Afeto, Significado):
- Foca na conexão entre diferentes aspectos da experiência humana, como sensações corporais, imagens mentais, comportamentos, afetos e significados atribuídos.

Psicodrama interno: esta abordagem envolve a exploração de conflitos internos e emoções por meio da dramatização e do *role-playing*.

O **psicodrama interno** pode ser utilizado para explorar as narrativas e imagens associadas às sensações e emoções do indivíduo.

- Durante o rastreamento das sensações, o indivíduo pode ser convidado a dramatizar internamente na realidade suplementar interna ou a simbolizar as sensações e emoções identificadas.
- O psicodrama interno pode ajudar a dar voz às diferentes partes do eu, facilitando a compreensão e a integração de experiências traumáticas ou conflitos internos.
- Utilizar as técnicas de psicodrama para explorar as sensações, imagens, comportamentos, afetos e significados identificados pode enriquecer o processo terapêutico, proporcionando uma compreensão mais profunda e uma resolução mais efetiva.

Anexo

- É importante lembrar que a integração dessas abordagens deve ser feita de forma cuidadosa e adaptada às necessidades individuais de cada cliente.
- A supervisão e a formação continuada são fundamentais para garantir a eficácia e a segurança dessas práticas integradas.

Tabela 1 — Detalhamento das sensações

Técnicas	Exemplos de perguntas
Explorando qualidades subjetivas	Se essa sensação tivesse um som, que som seria? Se pudesse comparar essa sensação com uma estação do ano ou um clima, qual seria? Essa sensação tem uma cor? Qual seria essa cor? Essa sensação lembra algum sabor ou aroma específico?
Analogias e metáforas	Essa sensação se assemelha a algum elemento da natureza, como água, fogo, terra ou ar? Se você pudesse desenhar essa sensação, que imagem surgiria? Se essa sensação fosse um animal, qual animal seria? Essa sensação poderia ser comparada a um tipo de música ou canção?
Exploração espacial e dinâmica	Se essa sensação fosse uma paisagem, como seria essa paisagem? Essa sensação se parece mais com uma onda suave ou uma explosão rápida? Se essa sensação fosse um movimento, como seria esse movimento? Essa sensação tem uma direção? Ela se move para cima, para baixo, para dentro ou para fora?
Comparação e contraste	Como essa sensação difere de outras que você já experimentou? Se você comparar essa sensação com outra emoção, como ela se posiciona? Essa sensação é mais intensa ou mais suave do que outras que você já sentiu? Como essa sensação se altera em diferentes situações ou momentos do dia?
Representação simbólica	Se essa sensação fosse um símbolo ou um sinal, o que representaria? Que história ou personagem essa sensação evoca em sua mente? Essa sensação poderia ser um indicativo de algum desejo ou necessidade interna? Se essa sensação fosse um aviso, sobre o que seria?

Tabela 2 — Prolongamento da sensação e consciência corporal

Técnicas	Exemplos de perguntas
Observação ao longo do tempo	Imagine essa sensação como uma história. Que capítulo está acontecendo agora? Se essa sensação pudesse mudar ao longo do dia, como você imagina que seria? Essa sensação se altera com diferentes estados emocionais? Essa sensação se mantém constante ou varia em intensidade?
Recursos para titulação	Visualize um lugar seguro ou uma memória feliz. Como isso afeta a sensação? Se essa sensação se torna intensa, concentre-se em sua respiração. Como isso altera a experiência? Que atividade ou pensamento ajuda a suavizar essa sensação? Há alguma memória específica que altera a forma como você experimenta essa sensação?

Conexão com outras partes do corpo	Como essa sensação interage ou influencia outras áreas do seu corpo? Se essa sensação fosse uma corrente, por onde ela fluiria no seu corpo? Essa sensação causa alguma reação física, como tensão ou relaxamento em outras partes do corpo? Você percebe alguma mudança na sua respiração ou postura quando foca nessa sensação?
Exploração de mudanças e transições	Como essa sensação evolui ou se transforma durante diferentes atividades ou estados de ânimo? Quais mudanças você nota na sensação ao alterar sua postura ou ambiente? Essa sensação influencia a forma como você se movimenta ou ocupa espaço? Como essa sensação se modifica em resposta a diferentes interações ou contextos sociais?
Conexão emocional e cognitiva	Que emoções ou pensamentos surgem quando você se concentra nessa sensação? Como essa sensação se relaciona com suas experiências passadas ou expectativas futuras? Essa sensação traz à tona alguma memória específica ou pensamento recorrente? Como essa sensação impacta seu humor ou estado mental geral?

Tabela 3 — Linguagem convidativa e exploratória

Técnicas	Exemplos de perguntas
Aprofundando a exploração	Que tipo de mensagem essa sensação pode estar tentando transmitir a você? Se essa sensação fosse um amigo tentando lhe dizer algo, o que seria? Essa sensação reflete algo do seu passado ou indica algo sobre seu futuro? Que *insights* essa sensação traz para sua vida atual?
Encorajando a curiosidade	Que surpresas essa sensação lhe traz quando você presta atenção a ela? Como essa sensação muda sua percepção das coisas ao seu redor? Que novas descobertas você faz ao explorar essa sensação? Como essa sensação influencia sua criatividade ou imaginação?
Incentivando a paciência e o acolhimento	Dê a essa sensação o tempo que ela precisa para se revelar completamente. Imagine-se acolhendo essa sensação como um visitante antigo. O que ela traz? Como você pode cuidar de si mesmo enquanto explora essa sensação? Que tipo de espaço ou ambiente favorece uma melhor conexão com essa sensação?
Integração de experiências	Como essa sensação se integra ao seu dia a dia ou rotina? De que maneira essa sensação influencia sua interação com outras pessoas? Como essa sensação contribui para o seu crescimento pessoal? Existem atividades ou práticas que ajudam a compreender melhor essa sensação?
Exploração de possibilidades e potenciais	Que novas perspectivas ou possibilidades essa sensação pode estar revelando? Como essa sensação pode ser um catalisador para mudança ou crescimento pessoal? Que tipo de transformação essa sensação sugere ou facilita? Como essa sensação pode ser utilizada de forma produtiva ou criativa?

REFERÊNCIAS

BILIK, E. "Neuropsicodrama: o que está acontecendo em nossos cérebros no psicodrama?". *Revista Brasileira de Psicodrama*, v. 27, n. 2, p. 165-173, 2019. Disponível em: https://revbraspsicodrama.org.br/rbp/article/view/9. Acesso em: 16 jul. 2024.

CALVENTE, Carlos. *O personagem na psicoterapia — Articulações psicodramáticas*. São Paulo: Ágora, 2002.

CAMPBELL, J.; MOYERS, B. *O poder do mito*. São Paulo: Palas Athena, 1990.

CARVALHO, L. F. A. S. "Realidade suplementar para famílias". *Revista Brasileira de Psicodrama*, v. 23, n. 2, p. 45-53, 2015.

CORTES, C. F.; VIDAL, G. P. "O eu do futuro: contribuições do psicodrama interno on-line". *Revista Brasileira de Psicodrama*, v. 29, n. 2, p. 152-158, 2021. Disponível em: https://revbraspsicodrama.org.br/rbp/article/view/482. Acesso em: 16 jul. 2024

CUKIER, R. *Psicodrama bipessoal*. São Paulo: Ágora, 1992.

_____. *Sobrevivência emocional — As dores da infância revividas no drama adulto*. São Paulo: Ágora, 1998.

DALBEM, J. X.; DELL'AGLIO, D. D. "Teoria do apego: bases conceituais e desenvolvimento dos modelos internos de funcionamento". *Arquivos Brasileiros de Psicologia*, v. 57, n. 1, p. 12-24, 2005.

DAMÁSIO, A. *O mistério da consciência*. São Paulo: Companhia das Letras, 1999.

DANA, D. *Exercícios polivagais para segurança e conexão — 50 práticas centradas no paciente*. Senses, 2023.

DIAS, V. R. C. S. *Psicodrama — Teoria e prática*. São Paulo: Ágora, 1986.

_____. *Análise psicodramática — Teoria da programação cinestésica*. São Paulo: Ágora, 1994.

_____. *Sonhos e psicodrama interno*. São Paulo: Ágora, 1996.

_____. *Sonhos e símbolos na análise psicodramática*. São Paulo: Ágora, 2002.

_____. *Psicopatologia e psicodinâmica na análise psicodramática*, v. I. São Paulo: Ágora, 2006.

DIAS NETO, A. L. "Atenção plena, presença e sensopercepção — Conjunção de recursos somáticos para a prática clínica". In: ROSSI, C. P. et al. (orgs.). *Diálogos estendidos com a experiência somática*. São Paulo: Scortecci, 2016, p. 11-302. v. 1.

FÉO, M. D. S. "O trágico no psicodrama: reflexões sobre a construção de personagem". *Revista Brasileira de Psicodrama*, 2007.

FLEURY, H. J.; KHOURI, G. S.; HUG, E. (orgs.). *Psicodrama e neurociências — Contribuições para mudança terapêutica*. São Paulo: Ágora, 2008, p. 129.

FONSECA, J. *Psicoterapia da relação — Elementos do psicodrama contemporâneo*. São Paulo: Ágora, 2000.

_____. *Psicodrama da loucura — Correlações entre Buber e Moreno*. 7 ed. rev. São Paulo: Ágora, 2008.

Georges Salim Khouri

FONSECA, J. *Essência e personalidade — Elementos de psicologia relacional*. São Paulo: Ágora, 2018.

FREUD, S. *Obras completas*. Rio de Janeiro: Imago, 1969.

_____. *A interpretação dos sonhos*. Trad. J. C. Salomão. São Paulo: Companhia das Letras, 2018.

GRAND, D. *Brainspotting — A nova terapia revolucionária para mudança rápida e efetiva*. Brasília: TraumaClinic, 2016.

HERRANZ, T. *Integrações — Psicoterapia psicodramática individual e bipessoal*. São Paulo: Ágora, 2000.

HILL, D. *Affect regulation theory: a clinical model*. Nova York: W. W. Norton & Company, 2015.

JUNG, C. G. *A psicologia da transferência*. São Paulo: Cultrix, 1964.

KABAT-ZINN, J. *Mindfulness-Based Stress Reduction (MBSR)*. Universidade de Massachusetts, 1970.

_____. *Wherever you go, there you are — Mindfulness meditation in everyday life*. Nova York: Hyperion, 1994.

_____. *Viver a catástrofe total — Como utilizar a sabedoria do corpo e da mente para enfrentar o estresse, a dor e a doença*. 2. ed. São Paulo: Palas Athena, 2017.

KELLERMANN, M. K.; HUDGINS, M. K. (orgs.). *Psicodrama do trauma — O sofrimento em cena*. 2. ed. São Paulo: Ágora, 2010.

KHOURI, G. S. *Construção de imagens com tecidos (CIT) em psicoterapia psicodramática bipessoal e nas organizações*. In: FLEURY, H.; KHOURI, G. S.; HUG, E. (orgs.). *Psicodrama e neurociência — Contribuições para mudança terapêutica*. São Paulo: Ágora, 2008.

_____. "Psicodrama interno no tratamento de traumas — Direcionadores de manejo". *Revista Brasileira de Psicodrama*, v. 26, n. 1, p. 51-65, 2018. Disponível em: https://www.revbraspsicodrama.org.br/rbp/article/view/49. Acesso em: 3 ago. 2024.

_____. "Psicoterapia psicodramática bipessoal com bonecos". *Revista Brasileira de Psicodrama*, v. 28, n. 1, p. 25-40, 2020. Disponível em: https://revbraspsicodrama.org.br/rbp/article/view/412. Acesso em: 3 ago. 2024.

_____. "Os estados de ego pela experiência psicodramática bipessoal: a externalização de papéis internos (partes)". *Revista Brasileira de Psicodrama*, v. 30, p. 1-14, 2022a. Disponível em: https://revbraspsicodrama.org.br/rbp/article/view/538. Acesso em: 15 jul. 2024.

_____. *Manejo clínico na psicoterapia psicodramática bipessoal integrativa*. Salvador: Arauá, 2022b.

KÜBLER-ROSS, E. *On death and dying — What the dying have to teach doctors, nurses, clergy and their own families*. Nova York: Scribner, 2011.

LAMBERT, M. J.; BARLEY, D. E. "Research summary on the therapeutic relationship and psychotherapy outcome". In: NORCROSS, J. C. (org.). *Psychotherapy relationships that work — Therapist contributions and responsiveness to patients*. Oxford: Oxford University Press, 2002, p. 17-32.

LAMBERT, M. J.; SIMON, W. "The therapeutic relationship: central and essentials in psychotherapy outcome". In: HICK, S. F.; BIEN, T. (orgs.). *Mindfulness and therapeutic relationship*. Nova York: Guilford Press, 2008, p. 19-33.

LAPLANCHE, J.; PONTALIS, J.-B. *Vocabulário da psicanálise*. São Paulo: Martins Fontes, 1992.

Referências

LENT, R. *Neurociência da mente e do comportamento*. Rio de Janeiro: Guanabara Koogan, 2008.

LEVINE, A. *Uma voz sem palavras — Como o corpo libera o trauma e restaura o bem-estar*. 2. ed. São Paulo: Summus, 2012.

LEVINE, P. *Trauma e memória — Cérebro e corpo em busca do passado vivo*. São Paulo: Summus, 2023.

MENDES, M. A.; GREENBERG, L. *A clínica das emoções — Terapia e prática da terapia focada nas emoções*. Novo Hamburgo: Sinopse, 2022.

MENEGAZZO, C. M.; ZURETTI, M. M.; TOMASINI, M. A. (orgs.). *Dicionário de psicodrama e sociodrama*. São Paulo: Ágora, 1995.

MIRANDA, C. F.; MIRANDA, M. L. *Construindo a relação de ajuda*. Belo Horizonte: Crescer, 1993.

MONTEIRO, A. *Estados de ego, dissociação e trauma*. 2020. Disponível em: https://www.espacodamente.com/cursos/estados-de-ego-dissociacao-e-trauma-ao-vivo/atividades/e-book-estados-de-ego/. Acesso em: 16 jul. 2024.

_____. *Técnica FLASH — Reconsolidação de memória e a terapia EMDR*. E-book de curso. Espaço da Mente, 2020.

MONTEIRO, R. (org.). *Técnicas fundamentais do psicodrama*. São Paulo: Ágora, 2021.

MORENO, J. L. *Fundamentos de la sociometría*. Buenos Aires: Paidós, 1972.

_____. *O teatro da espontaneidade*. São Paulo: Summus, 1984.

_____. *Psicodrama*. São Paulo: Cultrix, 1993.

MORENO, J. L.; MORENO, Z. *Psicodrama — Terapia de ação e princípios da prática*. São Paulo: Daimon, 2006.

MORENO, Z.; BLOMKVIST, L. D.; RÜTZEL, T. *Realidade suplementar e a arte de curar*. São Paulo: Ágora, 2001.

NADER, K.; SCHAFE, G. E.; LE DOUX, J. E. "Fear memories require protein synthesis in the amygdala for reconsolidation after retrieval". *Nature*, v. 406, p. 722-726, 2000. https://doi.org/10.1038/35021052. Acesso em: 16 jul. 2024.

NETTO, L. R. "Um protocolo de tratamento do transtorno de estresse pós-traumático através da experiência somática". In: ROSSI, C. P.; NETTO, L. R. (orgs.). *Práticas psicoterápicas e resiliência*. São Paulo: Scortecci, 2013, p. 121-140.

OGDEN, P. "The importance of the body in the treatment of trauma". In: *The pocket guide to sensorimotor psychotherapy in context* (Norton Series on Interpersonal Neurobiology). Nova York: Norton & Company, 2023.

OGDEN, P.; MINTON, K.; PAIN, C. *El trauma y el cuerpo — Un modelo sensoriomotriz de psicoterapia*. 2. ed. Bilbao: Desclée de Brouwer, 2006.

PADEL, R. *In and out of the mind — Greek images of the tragic self*. Princeton: Princeton University Press, 1992.

_____. *Whom gods destroy — Elements of Greek and tragic madness*. Princeton: Princeton University Press, 1995.

PANKSEPP, J. *Affective neuroscience — The foundation of human and animal emotions*. Oxford: Oxford University Press, 1998.

PERAZZO, S. F. "O mito da cadeira vazia". *Revista Brasileira de Psicodrama*, v. 18, n. 1, p. 81-90, 2010.

PORGES, S. W. *Guia de bolsillo de la teoria polivagal — El poder transformador de sentirse seguro.* Barcelona: Eleftheria, 2017.

_____. *O guia de bolso para a teoria polivagal — O poder transformador de sentir-se em segurança.* Senses, 2022a.

_____. *Teoria polivagal — Fundamentos neurofisiológicos das emoções, apego, comunicação e autorregulação.* Senses, 2022b.

RAMALHO, C. M. *Aproximações entre Jung e Moreno.* São Paulo: Ágora, 2002.

RIBEIRO, S. *O cérebro da consciência — A neurociência da mente, dos sonhos e da arte.* São Paulo: Companhia das Letras, 2021.

ROJAS-BERMÚDEZ, J. *Teoria y técnica psicodramáticas.* Buenos Aires: Paidós, 1997.

ROJAS-BERMÚDEZ, J.; MOYANO, G. *Actualizaciones en sicodrama, imagen y acción en la teoría y la practica.* Corunha: Spiralia Ensayo, 2012.

SALVADOR, M. C. *Mais além do eu — Encontrando nossa essência através da cura do trauma.* Brasília: TraumaClinic, 2018.

SCHORE, A. "Relational trauma, brain development, and dissociation". In: FORD, J. D.; COURTOIS, C. (orgs.). *Treating complex traumatic stress disorders in children and adolescents: scientific foundations and therapeutic models.* Nova York: The Guilford Press, 2013.

_____. *Annals of General Psychiatry,* 2022, p. 21-46. Disponível em: https://doi.org/10.1186/s12991-022-00420-3. Acesso em: 16 jul. 2024

SCHWARTZ, R. C. *Terapia dos sistemas familiares internos.* São Paulo: Roca, 2004.

_____. *Terapia sistemas de familia interna (IFS).* Barcelona: Eleftheria, 2020.

_____. *No hay partes malas.* Barcelona: Eleftheria, 2021.

SELVAM, R.; SWEEZY, M. *Integral somatic psychology.* 2018. Disponível em: https://www.integralsomaticpsychology.com/. Acesso em: 16 jul. 2024.

SHERIN, J. E.; NEMEROFF, C. B. "Neurobiology of stress and anxiety disorders". *Neuropsychopharmacology,* v. 29, n. 11, p. 2469-2491, 2004.

SIEGEL, D. J. *Neurobiología interpersonal — Un manual integrativo de la mente.* 2. ed. Barcelona: Eleftheria, 2016.

SOLIANI, M. L. C. "Realização simbólica e realidade suplementar". In: MONTEIRO, R. (org.). *Técnicas fundamentais do psicodrama.* São Paulo: Ágora, 2021.

STEIN, M. *Mapa da alma — Uma introdução.* São Paulo: Cultrix, 2019.

STONE, H.; STONE, S. L. *Manual del diálogo de voces.* Barcelona: Eleftheria, 2014.

TARASHOEVA, G.; MARINOVA, P. "Neuroplasticidade e mudança terapêutica". In: FLEURY, H. J.; KHOURI, G. S.; HUG, E. (orgs.). *Psicodrama e neurociências — Contribuições para mudança terapêutica.* São Paulo: Ágora, 2008, p. 29-41.

TUFIK, S.; LEVY ANDERSON; PINTO JR. "Sono e sonhos". In: LENT, R. *Neurociências da mente e do comportamento.* Rio de Janeiro: Guanabara Koogan, 2008.

VAN DER KOLK, B. *O corpo carrega a história — Memórias traumáticas, autocura e o poder da atenção plena.* São Paulo: Cultrix, 2014.

_____. *O corpo guarda as marcas — Cérebro, mente e corpo na cura do trauma.* Rio de Janeiro: Sextante, 2020.

Referências

Vasconcelos, M. de F. F. de *et al.* "Pela realidade suplementar desses (nossos) tempos". *Revista Brasileira de Psicodrama*, v. 30, 2023. Disponível em: https://revbraspsicodrama.org.br/rbp/article/view/588. Acesso em: 16 jul. 2024.

Whitmont, E. C. *A busca do símbolo — Conceitos básicos de psicologia analítica*. São Paulo: Cultrix, 1990.

Whitmont, E. C.; Perera, S. B. *Dreams, a portal to the source*. Nova York: Routledge, 1991.

Williams, M.; Penman, D. *Mindfulness — Um guia prático para encontrar a paz em um mundo frenético*. Rio de Janeiro: Sextante, s.d.

Worden, J. W. *Grief counselling and grief therapy — A handbook for the mental health practitioner*. Nova York: Springer, 2009.

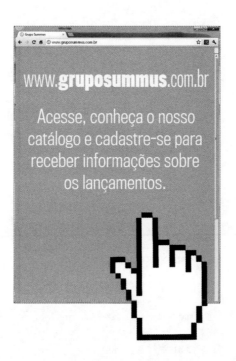